KB269188

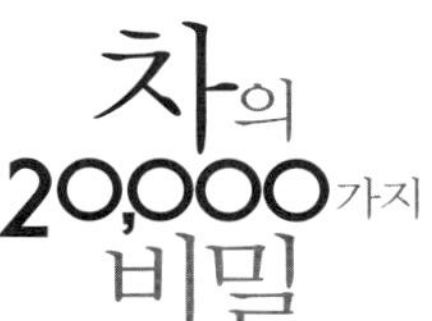

차의 20,000가지 비밀

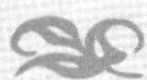

자연 치료제, 허브로 건강하게 사는 법

빅토리아 자크 지음 | 안원근 · 김희숙 옮김

산지니

이 도서의 국립중앙도서관 출판시도서목록(CIP)은
e-CIP 홈페이지(http://www.nl.go.kr/cip.php)에서
이용하실 수 있습니다.(CIP 제어번호 : CIP 2006002931)

차를 마시고 있노라면
평화가 젖어듦을 느끼며,
천국의 청량한 숨결이
소맷자락에 일어
한갓 근심들을 날려 버리네.

– 중국 시인 Lotung

일러두기 :

　이 책을 포함한 어떤 책도 전문적인 의학적 치료나 처치를 대신해서 사용되어서는 안 된다. 이 책에 기재되어 있는 지식이나 방법을 실행하기 전에 의사나 자격 있는 건강 관리자의 조언을 구할 것을 권한다. 이 책은 대중적으로 알려져 있는 허브 차요법 정보를 선별해서 실어 놓았다. 여기에 수록되어 있는 많은 허브들에 대한 연구가 현재에도 진행 중이다. 우리는 첨단의 정확한 정보를 이 책에 넣기 위해 많은 노력을 하였지만, 우리가 알고 있는 이 허브들에 대한 정보가 시간이 흐름에 따라 변하지 않는다는 보장은 할 수 없다. 독자들이 새겨 두어야 할 것이 있다면 이 책이 숙련된 의료 전문가의 의학적 조언을 대신하려는 의도로 쓰여진 것이 아니라는 점이다. 독자들은 의사나 자격 있는 건강 전문가와 자신의 건강 상태에 대해 충분히 상담할 것을 권장하는 바이다. 출판사나 저자는 이 책에 있는 지식을 읽고 활용하여 발생 가능한 어떠한 결과에도 아무런 책임이 없음을 미리 밝혀 둔다.

❧

　"당신이 먹는 음식이 약이 되게 하고, 약이 곧 당신의 음식이 되게 하라"고 의술의 아버지 히포크라테스는 말하였다. 이 책은 4000년 이상 사용되어 온 천연 식물의 치유 속성을 작가의 해박한 지식으로 잘 밝혀 놓았다. 현재 우리는 질병이 만연하는 시대에 살고 있으므로 이 책이 좀더 빨리 쓰여졌더라면 하는 아쉬움이 남는다. 오늘날 우리가 사용하는 많은 약품의 근원은 천연 식물이며, 가까운 미래에 많은 신약들이 열대 우림 지역에서 개발될 것이다. 기존의 약들이 앞선 기술로 많은 생명을 구했으며, 현재 우리 의료계에 활용할 수 있는 특수한 형태의 약과 수술 덕택에 많은 사람들이 건강한 삶을 영위하고 있다는 것을 알고 있다. 그러나 나는 천연 식물의 진실을 앎으로써 더 많은 사람들을 구할 수 있다는 것을 확신하고 있으며, 이것이야말로 진정 자연이 주는 위대한 힘을 활용하는 지혜라고 생각한다.

　"과일이 고기가 될 것이며, 잎은 약이 될 것이니라."

– 에스겔서 47장 12절

　이것은 우리가 살고 있는 세계와 그곳에서 자라는 식물들에 대해 알고 싶어하고, 또 배우고자 하는 모든 사람들에게 최고의 관심사이다.

찰스 E. 팬시
자연요법학 박사, 약초학 석사

차례

❧

　나의 삶은 각종 허브들과 허브 차로 풍성하게 이루어져 왔다. 나는 나의 열정을 독자들과 함께 나누고 싶다. 많은 사람들과 마찬가지로, 나는 무수한 형태로 허브들을 시도해 왔다. 건강을 위해 허브요법을 사용하는 데 있어, 허브 차의 효과와 기품, 간소함에 필적할 수 있는 다른 방법은 찾지 못했다는 것만 정직하게 말하고 싶다. 여러분이 각종 허브들과 허브 차에 대해 더 많이 알고자 이 책을 깊이 탐독할 때, 상식적으로 가장 좋은 방법을 사용하도록 안내하고 싶다.

　1996년 소비자 선호도 조사에서 허브를 이용하지 않는 사람들에게 장래에 허브를 이용할 계획이 있는지를 인터뷰했다. 천 명이 넘는 63%가 '흔한 질병들에 대한 해결책' 혹은 '일상적인 섭생의 일부'로서 5년 내에 허브요법을 이용할 것이라고 응답했다. 이 조사 가운데 60%가 힘을 증진시키기 위해 허브를 이용할 것이라 했고, 56%가 감기 예방으로 이용할 것이라고 했으며, 54%가 면역성을 증진시키기 위해, 그리고 43%가 수면을 돕기 위해서라고 대답했다. 이 조사를 국가적 규모로 확대해보면, 이는 인구 절반 이상이 가까운 미래에 허브를 이용할 것임을 시사하며, 허브요법은 오늘날 훨씬 대중적인 인기를 끌게 될 것이다.

　그렇다면 허브를 안전하고 자신 있게 이용하는 방법은 무엇일까? 그것은 바로 허브에 대한 정확한 정보를 갖고 있어야 한다는 것이다.

내 몸에 들어가는 모든 자연물질은 필수적으로 알아야 한다. 건강에 대한 자각이 있는 소비자라면, 나에게 처방된 약물이 무엇인지, 부작용은 없는지, 의사와 약사에게 꼭 물어보아야 한다.

허브도 마찬가지다. 당신이 허브를 차로 이용하든, 다른 형태로 사용하든, 건강 관리를 위해 허브를 이용할 때 상식적인 지침들을 항상 마음에 새겨 두어야 한다. 허브는 건강한 식이요법과 생활양식의 대용으로 쓰여서는 안 되며, 다만 보충물로 써야 한다. 허브는 의사 처방 대용으로 쓰여서도 안 된다.

만약 어떤 병으로 치료를 받는 중이거나, 약물치료를 처방 받고 있는 중이라면, 단독으로든 보완적인 용법으로든 허브를 고려하고 있음에 의사 동의를 구하라. 허브는 임산부나, 수유 중인 여성, 또는 아이들은 의사 동의 없이 복용할 수 없다.

저명한 허브학자 페넬로프 오디(Penelope Ody)는 병으로 진통을 겪고 있을 때 '강장제' 효력을 가진 허브를 복용해서는 안 된다고 경고하고 있다. 강장제 허브는 강력하므로 병이 어느정도 가라앉은 후에 섭취하던지, 아니면 전문가를 찾아 상담해 보는 것이 최선이다. 복용하기 전 허브의 모든 것을 알아야 한다. 흔히 "건강이 곧 재산이다."라고 한다. 허브에 대해 잘 알면, 허브를 선택할 때 시간과 수고를 절약하고, 실수를 덜 수 있다. 그렇게 한다면 독자들의 삶은 더욱 풍요롭게 되어 일상에서 허브의 즐거움을 얻음과 동시에, 진정한 건강의 혜택을 누리게 될 것이다. 허브 차의 멋진 세계로 온 것을 환영한다. 즐거운 시간이 되기를!

Chapter 1

차(茶)의 경이로움

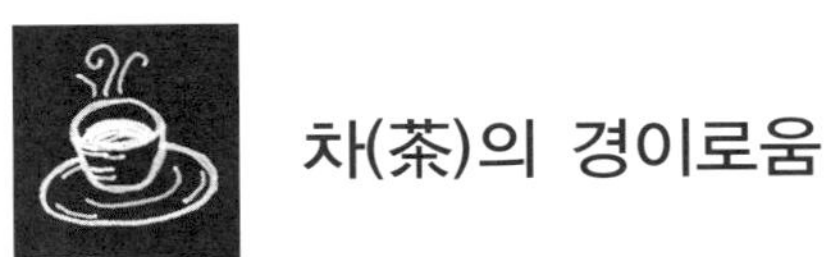

차(茶)의 경이로움

차(茶)를 천국의 식물이라 일컬어 왔다. 차는 4000년간 의약품으로, 즐거움을 위한 음료로 그 효용가치가 있어 왔다.

차

본래 차(茶)는 중국에서 재배되던 차 관목의 한 종류를 일컬으며, 흔히 녹차 나무, 또는 홍차 나무로 알려진 카멜리아 시네시스(Camellia sinensis)를 말한다. 이 평범한 식물이 어떻게 허브 차 세계에 최초로 자연이 준 경이로운 선물이 되었나를 알게 하는 흥미로운 전설이 있다. BC 2737년 고대 중국에 전설의 황제로 신농 황제가 있었다. 어느 날 신농 황제가 물을 끓이고 있을 때였다. 갑자기 바람이 불고 잎들이 흩날리며 내려와 끓는 물 속으로 떨어졌다. 은은한 향기가 신농 황제를 사로잡았고, 그는 그 물을 맛보기로 했다.

향기 나는 잎이 어디서 온 것일까? 그것은 고대 야생종 차(茶)

관목이었다. 잎이 발효하면 우롱차나 홍차를 만들어 내고, 신선하게 다려지면 상쾌한 녹차를 만들어 내는데, 이는 강력한 항산화제인 카테킨과 항균, 항암 성질을 가진 바이오플라보노이드(bioflavonoid)를 함유하고 있다.

중국에서는 수세기 동안 승려들과 약초 학자들이 식물을 치료용으로 연구해 왔고, 그 지식은 다음 세대에 구두로 전해져 전승되어 왔다. 차의 중요성을 설명해주는 고대 중국의 한 설화에 의하면, 십만 가지나 되는 허브의 치유 성질을 알고 있는 허브학자가 비법을 아들에게 전수해 주기 시작했다. 허브학자는 비법 8만 가지를 가르쳐 주고는 내용을 다 전해 주지 못한 채 병에 걸리고 말았다. 임종을 앞두고, 허브학자는 아들에게 그가 죽은 날로부터 5년 후에 무덤에 찾아오면 나머지 2만 가지 비법을 알 수 있을 것이라고 했다. 5년 후, 이 효성스런 아들이 아버지 무덤을 찾았을 때, 무덤 옆에 차나무가 자라고 있는 것을 발견했다.

미(美)와 조화는 질서와 의식에 의해 완성된다는 도교 사상에 의해 차나무는 의미가 부여되었다. 재배하기, 수확하기, 잎을 준비하기, 차를 마시기 위한 세세한 의식적인 관습들이 동양에서 하나의 문화적 현상이 되었다. 이는 불교에서 수행자들의 조촐한 선물로서 다른 문화권에 전해졌다. 일본 승려들이 중국 승려들과 수행하기 위해 중국을 여행했을 때, 돌아올 때는 기념으로 차 묘목이나 종자를 선물로 받아왔다. 오늘날 일본은 녹차 생산을 전문화하여 차(茶)가 국가적인 음료가 되었다.

차나무는 여객선으로 세계를 여행하고, 무역항로를 항해한 식물이다. 1559년 페르시아로부터 온 차(茶) 상인이 베네치아 학자에게 중국에서 있었던 차 마시는 경험담을 들려주었다. 그 학자는 상인의 차에 대한 얘기를 기록하여 베네치아 항을 술렁대게 만들었다. 과연 이 신비한 음료가 무엇이었을까? 모두가 다 맛보려고 하였다.

100년 후 미국인들은 가장 기억에 남을 만한 티파티를 연출해 내었다. 1773년 미국인들이 독립을 마음속에 다지고 있던 무렵, 영국이 차(茶)에 터무니없는 세금을 부과하자 혁명의 도화선에 불을 붙이게 되었다. 보스턴 차(茶)사건 당일 값비싼 마른 허브 342상자가 바다에 내던져졌다. 바로 새로운 국가의 탄생을 알리는 신호였던 것이다.

평범한 식물이지만 홍차 나무는 상당한 로맨스와 염문, 오늘날 문화와 관습에 관한 많은 이야깃거리를 가지고 있다. 그러나 이 홍차 나무만이 차(茶) 정원에 있는 유일한 식물은 아니다. 세계 곳곳에 자라나는 허브들이 차로 이용되었는데 홍차나 우롱, 녹차와 같이 광범위하지는 않지만 나름의 방식으로 유통되었다. 많은 지중해 허브들이 초기 십자군들과 로마군에 의해 유럽으로 도입되었다. 다른 허브들은 사프란 통상 경로를 따라 동방으로 전해져 홍차 잎과 교환되었다.

초창기 미국 식민지들은 인디언으로부터 그 지역 자생 허브의 비결을 배웠고, 이 발견이 독립을 위한 투쟁에 중대한 역할을 했다. 그 당시 차를 '자유의 차' 라 불렀다. 그 중에는 항바이러스성 꽃인 캐모마일, 칼슘이 풍부한 라즈베리 잎, 야생 아메리카 세이지 등이 있었으며, 이들은 장수에 좋은 차로 중국인들에게 알려져 오늘날 중국으로 수출하는 수출품으로 여전히 남아 있다.

세계의 정원

오랜 세월에 걸쳐 홍차는 다른 문화권으로부터 유래한 허브와 어우러져 함께 쓰이나, 차(茶)라고 하는 것은 광범위하고 다양한 허브들을 내포하는 포괄적인 의미가 있다. 현재는 식물의 잎, 꽃, 열매, 뿌리, 근경, 껍질로부터 우려낸 모든 차를 의미한다.

식물이라는 일반적인 명칭은 식물의 연구에 기여해온 의료과학의 한 분야인 식물학에서는 허브라는 이름으로 더 세분화하였다. 3000종류 이상의 허브가 연구되었고 치유하는 특성에 따라 분류되었으나 전체 식물을 조사한 것은 아니다. 최고의 서양 의약품 중 일부는 허브에서 추출한 것이다. 허브 디기탈리스로부터 만들어진 심장 약인 디기탈리스를 포함하여 천식 보조제인 에피드린은 허브 에페드라로부터 만들었으며, 수년간 이들 약은 원재료인 허브 성분을 함유하고 있었다. 2차 세계대전으로 인해 유럽의 허브 부족으로 이러한 약들의 생산이 제한되자, 과학자들은 합성품을 만드는 데 주력하게 되었다.

허브마다 역사와 차나무 이야기만큼 매혹적인 전설이 있다. 민트와 같은 몇몇 허브들은 성서 시대에는 그 가치가 뛰어나 십일조를 내는 데 사용하기도 했다. 다른 허브들은 종교적으로 귀하게 여겨져 신과 여신에게 바쳐졌다. 금잔화는 심장을 강화시키는 치료제로 여겨졌으며 다른 많은 종교에서 고귀하게 여겨져 왔다. 그리스 신화에서 금잔화의 탄생은 태양의 신 아폴로의 여동생이자 달의 여신인 아르테미스에 기인한다. 인도에서 불자들은 금잔화를 신성하게 생각하여 여신 드위가에게 바쳤으며, 그 꽃들은 여신을 상징하게끔 장식되었다. 금잔화는 여러 나라에서 다양한 이름으로 불렸는데, 모두 금과 관련된 이름이다. 기독교가 유럽의 주된 종교가 되었을 때, 많은 의약용 허브 이름들이 새로운 종교와 조화를 이루도록 개명되었는데, 금잔화도 성처녀 마리아를 기리기 위해 마리스 골드(Mary's gold) 혹은 마리골드(Marigold)로 바꾸어 불렀다.

허브는 고대부터 오늘날까지 세계 곳곳의 수도원 정원이나 궁중 정원에서 발견되어 왔다. 눈여겨 보면 상처를 치유해주는 서양톱풀과 지혜의 허브인 세이지가 워싱턴 D.C.에 있는 성공회 대성당의 정원에서 자라고 있는 것을 발견할 수 있다.

치료 음식으로서 허브

히포크라테스는 "음식이 곧 약이다."라고 말했으며, 허브는 기본 요구의 충족은 물론이고, 활력을 주는 영양소와 비타민, 의약적 특성까지 함유하고 있다고 말했다. 히포크라테스 시대 허브는 공식적인 의약품이었다. 오랫동안 각 문화권의 사람들이 우리가 마늘 혹은 오렌지를 섭취하듯이, 이 허브들이 갖고 있는 인체의 회복력과 생명의 에너지를 얻기 위한 치유 목적으로 허브를 이용했다.

우리는 현재의 의학적 풍토 속에서 합성 항생제가 신종 바이러스에는 무능할 것이라는 경고를 받아 왔다. 우리가 흔히 앓는 감기, 독감, 피부염 등은 정기적으로 발생하고 있는 상황이다. 최상의 컨디션을 잃게 하는 이러한 잡다한 질병들을 달리 어디서 치료를 할 수가 있을까? 만약 허브에서 그 답을 찾는다면, 항바이러스, 항진균, 항균 기능을 가진 기대 이상의 허브들이 있음을 발견할 수 있다. 점점 더 많은 과학자들이 새로운 의약품의 재료를 허브에서 찾고 있다. 오늘날 많은 병원에서는 광범위한 치료의 선택폭을 제공하기 위해 자연요법센터를 부가적으로 갖추고 있다. 이는 치료를 위해 더 많은 자연적인 요법을 포함하게 되는 새 천 년을 향한 새로운 의술의 계기가 될 것이며, 세계에서 가장 오래된 치료제인 허브에 대한 새로운 관점을 제시해 준다.

허브 차의 세계

차(茶)란 허브로 만든 음료이다. 그러므로 갈증을 없애거나 긴 하루의 긴장을 풀어주는 것 이상의 많은 의미가 있다. 차는 일상적인 식이요법에 허브의 치유력을 가미시킬 수 있는 이상적인 방법이다. 무약 치료제. 자연에서 얻는 에너지. 질병에 대항하는 효능 있는 허브의 방어력을 제공해주는 순수하고 담백한 음료.

이제 나는 여러분들을 멋진 차(茶)의 세계로 안내하고자 한다. 이 책에는 특별한 치료 성분을 가지고 있으며, 차로 마실 수 있는 백 가지 이상의 허브들이 있다. 꽃과 잎, 뿌리, 근경, 열매, 씨, 껍질에 모두 다 힘이 들어 있으며, 이는 차로서 쉽고 가볍게 흡수되는 명확한 식물 에너지이다. 항생제를 복용한 후, 질병을 앓거나 수술 후에 체력을 회복시켜 주고, 우리 몸의 자연적인 방어력을 강화시켜주며 면역력을 증강시켜주는 차들이 있다. 스트레스를 감소시키고 신경계를 완화해 주고 불안을 줄여주는 차들도 있다. 천연 제산제와 건초열, 알레르기를 막아낼 수 있는 천연 항히스타민제, 항우울 효과가 있는 차도 있다. 특수한 신체 조직을 조절하는 차도 있는데 '기(氣)' 차는 생명 에너지를 강화시키고, 남녀 모두를 위한 강장제들, 인생의 황혼기를 위한 차도 있다. 이제 허브 차의 약전이 여러분 손에 있다.

허브 차는 뜨겁게 혹은 차게, 있는 그대로 또는 달게 해서 본인 취향대로 즐길 수 있다. 차는 제품화된 차봉지를 이용하여 손쉽게 준비할 수도 있고, 마른 허브나 생 허브로 다려서, 마시기 전에 건더기를 걸러 내고 마셔도 된다. 어떤 형태로 차를 즐기든 간에 허브 차에서 취할 수 있는 무약 치료 효능의 잠재력에 감탄할 것이다.

허브 차는 사람들의 일상 식단에 저항력이라는 이점을 가져다 주는 천연 용액이다. 그러나 한 주먹씩 캡슐로 된 허브를 먹으며 만족해서는 안되며, 요리에 사용하는 마늘과 바질 같은 기본 허브들처럼 마냥 사용해서도 안될 것이다.

허브 차는 몸이 불편하거나 병을 앓는 사람들 중에서 약에 의존하고 싶지 않은 사람들에게 유용한 회복력의 원천이다. 복잡한 세상을 살아가면서 일상의 문제들을 쉽게 풀어주는 순수하고 간단한 해결책이 존재함을 안다는 것은 멋진 일이다.

심지어 전혀 예상치 못했던 경우에도 허브 차를 이용할 수 있다. 허브 차는 피부를 씻거나 혹은 상처를 치유하고 염증을 가라앉히기 위한 습포용으로도 사용할 수 있는 순수한 허브 용액이다. 왜냐하면, 피부 역시 생명력 있는 영양분의 전달자이기 때문이다. 또한 허브 목욕으로 허브 치료를 할 수 있고, 끓는 물에 넣어 수증기를 나게 하면 이것이 바로 아로마 요법이다.

많은 허브들이 여행자들을 위한 휴대용 차봉지로 잘 만들어져
나온다. 여행용 가방에 특별히 공간을 차지하지도 않고, 꼭 끼는 바
지 뒷 호주머니에도 잘 맞는다. 여행자들이 흔히 걸리는 이질의 일
종을 위한 차도 있는데, 이는 빌베리 차라 한다.

허브 차는 수세기 동안 사람들이 좋은 기분을 유지하도록 해왔
는데, 승려나 허브학자, 식물학자가 아닌 일반인들은 그 이유를 알
수가 없었다. 그들은 차를 마신 후 기분이 좋아졌고, 그래서 또 차를
마셨다. 예를 들어 캐모마일 차를 한번 마셔 보라. 캐모마일 차를 마
시는 이유는 기분을 진정시키거나, 수면을 돕는 것이나 민감한 대장
증세를 완화하고, 소화불량을 개선, 감염을 방지하는 항균 성질을
가진다는 사실은 미처 깨닫지 못한다. 그것이 캐모마일 차를 계속
마시게 되는 진정한 이유이다. 페퍼민트 차 경우도 보자. 페퍼민트
차가 간의 강장작용, 코 막힘 해소와 관절염을 완화한다는 사실은
모른 채 아마도 상쾌한 맛으로 좋아할 것이다. 기억의 허브인 로즈
메리, 이 말은 단순히 로즈메리에 대한 감상적인 표현이 아니다. 이
차는 우리 뇌 순환을 개선하여 민첩성과 기억력을 증진시킨다.

차의 특수한 효력을 얻기 위해 마시는 멋진 차의 세계가 있다.
쉽고 즐겁게 차를 즐기는 가운데 에덴동산의 재발견에 버금가는 기
쁨이 있을 것이다. 자연적 치유를 위해 오직 해야 할 것들은 바로 이
간단한 메시지이다.

물에 우려라!
그리고
잔에 따르라!

Chapter 2

적절한 치료효과

적절한 치료효과

"차 없이 하루를 사느니 차라리 밥 굶고 사흘을 사는 편이 낫다."

– 고대 중국 격언

허브는 어두운 방, 곰팡내 나는 선반, 색깔 있는 병에 저장해 두는 마법의 약이 아니다. 허브는 태양과 그늘 속에서 자라는 식물이다. 어떤 것은 꽃을 피우고, 어떤 것은 열매가 열리고, 어떤 것은 화려하고 어떤 것은 밋밋하고, 어떤 것은 나무 같고, 어떤 것은 솜털 같다.

허브의 뿌리, 잎, 꽃, 열매, 껍질, 씨 속에 우리 몸의 조직을 치유하고 복원하는 특수한 생화학적 성질이 들어 있다. 예를 들어 크랜베리에는 자연산 칼슘이 풍부하다. 이는 우유를 마시지 않으면서 칼슘을 필요로 하는 사람들에게 희소식이 될 것이다. 민들레에는 칼륨이 많으며 약간의 이뇨성이 있다. 이는 일반적인 이뇨제에서 발생하는 칼륨 손실을 가져오지 않고 수분 정체를 방지하고자 하는 사람들에게 좋은 소식이다. 당귀는 폐경기 여성에게 특별히 좋은 활력이 넘치는 강장제로 비타민과 미네랄이 풍부하다. 인삼은 남성에게 최고의 강장제로 면역계를 자극해 주고 혈당 조절과 콜레스테롤 조절을 돕는다. 허브는 허브 자체가 지니고 있는 특성에 따라 작용을 한다. 마법은 없고 단지 생화학적 성질이 있을 뿐이다. 우리들은 현재 고도의 스트레스가 만연한 경쟁 속에서 삶을 살고 있다. 치유와 회복이 절실히 필요한 그곳에 허브가 있어 우리를 도와 줄 것이다.

차로 마시는 허브의 뛰어난 효용성

허브 차는 허브의 이점을 안전하고 쉽게 취할 수 있는 가장 효과적인 방법이다.

확고한 효용성

허브 차는 진정한 자연의 산물이다. 중독성도 보존제도 색소도 없다. 허브 차는 설탕이나 설탕 대용제로 달게 하지 않아도 된다. 허브 효과를 희석시키거나, 원하거나 필요로 하지 않는 어떤 것을 주는 다른 재료들과 섞지 않아도 된다. 또한 카페인이 없는 종류로 유용하게 사용된다.

쉬운 흡수

허브 차에 있는 수분은 치료 효과를 증대시키는 데 중요한 역할을 한다. 수분은 체내에서 영양분 흡수와 동화에 필수적이다. 수분은 허브의 효력을 확산시키고 우리 몸의 진행과 조화로운 방법으로 허브 특성을 전달한다. 미각기관을 거치지 않고 넘어가는 허브 캡슐과는 달리 차는 정상 소화 과정을 따라 입에서 체내로 흘러들어가는데, 이는 우리 몸에 들어가는 물질들을 자동적으로 흡수되게 하는 과정이다.

양 조절

많은 허브들이 이미 조제된 차봉지로 되어 있어 허브를 측정하는 데 어림짐작을 하지 않아도 된다. 이미 제조된 차봉지는 그렇게 많이 마시지 않아도 충분한 허브를 마시게 해준다. 표준 차봉지 하나는 차숟가락 하나의 마른 허브를 함유하고 있다. 허브 한 차숟가락은 치료를 위해 적당한 양이다. 적절한 양의 허브가 안전하고 효력이 있다. 허브 차를 만들기 위해 마른 허브를 인퓨저에 넣을 때에도 차숟가락 하나로 양조절을 위한 기준을 정하게 된다.

혼돈의 정돈

수백 가지의 허브들이 치유 성질을 가지고 있는데, 각 허브마다 고유의 효력이 있다. 소비자로서 종종 허브를 구입할 때, 한 가지 허브나 혼합 허브로 만든 캡슐, 알코올 또는 글리세린으로 만든 팅크제, 작은 유리병 형태, 꾸러미로 된 것, 미리 혼합된 방식 등 비싸고 다양한 방법들에 놀라게 될 것이다. 이는 너무 혼란스럽고 비용이 많이 들어 허브의 세계는 혼돈의 정원이 될 수도 있다. 허브 차는 허브를 사용하는 데 대한 혼란을 없애 준다. 허브 차는 허브를 다루는 것을 실제적인 경험이 되게 해준다.

오랜 전통

허브 차는 차를 이용하는 데 밑받침이 되는 수세기 동안의 전통을 가지고 있다. 허브 차는 전세계, 각 문화권마다 즐거움을 위한 음료수로서 그리고 치료를 위한 치료제로서 사용되어 왔다.

적절한 비용

허브 차는 허브의 이점을 적절한 비용으로 얻을 수 있는 가장 효율적인 방법이다. 일반적인 차 한 상자에는 차봉지 24개가 들어 있다. 그리고 평균 가격은 상자 당 5불(약 5000원) 이하이다. 마른 허브는 허브 가게에서 온스(한국은 그램) 단위로 구입할 수 있는데 선택 범위가 넓고 절약도 된다. 한때 왕실 식탁이나 약 선반에서만 볼 수 있었던 허브를 지금은 누구나 다 이용할 수 있다.

차를 마시는 두 가지 이유 – 두 배의 효과

많은 허브들의 뛰어난 특색 중 하나는 단순히 증세를 치유하는 이상으로 몸에 좋은 작용을 한다는 것이다. 많은 경우 증상과 잠재된 허약한 부분을 치료한다.

예를 들어 건초열에 걸렸을 때 코막힘과 울혈을 없애기 위해 말오줌나무 열매(엘더베리) 차를 마셨을 때 다른 효과 역시 동시에 얻을 수 있다. 말오줌나무가 알레르기와 건초열 증세를 완화시킬 때 잠재된 허약함도 역시 보완해 준다. 말오줌나무는 폐로부터 담과 점액을 제거하는 것을 도와줌으로써 기도를 강화하고 감염을 줄

여 준다. 호흡기를 강화하는 것이 미래의 알레르기 반응에 최상의
예방이다.

많은 허브들이 특수한 기관이나 몸의 체계를 강하게 만드는 특
성이 있는데, 허브를 마시는 동안 예상치 않았던 효험을 더불어 얻
을 수 있음을 느낄 것이다. 밀크시슬(큰엉겅퀴)은 체내의 해독을 위
한 첫 번째 기관인 간의 원기를 회복시켜주는 플라보노이드 성분인
실리마린을 포함하고 있다. 간의 회복을 위해 밀크시슬 차를 마셨을
때 피부도 개선이 되고, 우울증도 사라지고, 두통도 줄어들어 더욱
많은 에너지로 충만함을 느끼게 된다. 이러한 문제들은 약한 간과
연관이 있을 수 있는데 약했던 간을 강하게 만들어서 완화시킬 수
있다.

허브를 차로 마실 때 허브의 유익한 점과 더불어 즐거움을 가
져다 주는 음료로서 동시 효과를 누릴 수 있다. 차는 일상적인 메뉴
에 즐거움을 더하고 치료의 새로운 차원을 열어 준다.

어디서부터 시작할까?

하루 한 잔의 차가 마시지 않는 것보다 낫다

아주 가볍게 시작하라. 여러분의 현재 상황에 맞는 허브 차를
찾아보라.

만약 위산과다와 만성 소화불량에 시달린다면 파파야 차가 적
절할 것이다. 100가지가 넘는 허브들이 이 책에 간단한 묘사와 역사
속에서 사용된 예, 특성 및 효용성과 함께 실려 있다. 허브 차 한 잔

에서 얼마나 많은 비타민과 미네랄을 얻을 수 있는가를 알게 되면 아마 깜짝 놀랄 것이다. 허브마다의 기록과 함께 차에 대한 특별한 지혜도 발견할 수 있을 것이다.

하루 두 잔의 차가 한 잔보다는 낫다

만약 몸에 이로운 허브 차가 두 종류 있다고 하자. 그것은 그 발견만으로도 가치가 있다. 시간이 흐르면 허브 차가 가져다주는 기분 좋은 위안과 치유력을 신뢰하게 됨에 따라, 일상에 겪게 되는 흔한 질병을 치료하는 데 도움이 되는 더욱 많은 차를 발견하게 될 것이다. 그러면 더 훌륭한 질병 예방 성질이 있는 많은 차들을 시도해 보기를 원하게 된다. 과다한 항생제를 복용했다거나 최근에 수술을 받은 경우, 또는 탈진과 기운이 쇠잔해짐을 느낄 때 황기는 시도해 볼 만한 훌륭한 차이다. 귀리는 전신을 강화시키는 천연 항생제이다. 미끄럼느릅나무는 대장염을 포함한 장 스트레스에 특별히 좋고 전신의 염증성 상태를 호전시키는 데 도움이 된다. 그러면 이제껏 느꼈던 것보다 한결 차분하면서 기운찬 자신을 어느 날 발견하게 될 것이다. 즉, 쉽게 걸리던 감기를 덜 하게 되고 생활하면서 빈번한 질병을 이겨내는 든든한 면역력을 가지게 되는 것이다. 그 때 비로소 돌파구를 찾았음을 깨닫게 된다. 상자 속의 차와 선반에 수집해 놓은 마른 허브들을 바라보는 눈이 새삼 경이로움으로 빛날 것이다. 맑고 간단한 음료, 순수하고 간단한 치료. 그것이 허브 차의 매력이다.

얼마만큼, 얼마 만에?

허브의 치료 효과를 보기 위해 허브 캡슐을 한 움큼씩 먹는다거나, 하루에 열 번씩이나 먹을 필요는 없다. 차라리 좋은 차 한 잔을 하루에 한 번 마시는 것이 앞으로 내다볼 때 바람직한 출발이다. 하루에 좋은 차 두 잔은 진정으로 건강에 이롭다고 할 수 있다.

허브 차를 건강상 이유로 사용하기 시작하려면 아침에 한 잔과 같은 적절한 양부터 시작하라고 권하고 싶다. 만약 우울감이나 과민한 긴장으로 괴로워하고 있다면 세인트존스워트 차를 마셔보라. 즉시 진정이 되고 효과가 몇 시간 동안 지속되는 것을 느끼게 될 것이다. 힘들고 우울과 긴장이 반복되는 문제에 부닥친다면 저녁에 세인트존스워트 차를 다시 시도해 보라. 아침에 마시는 한 잔의 차가 하루 종일 진정효과를 지속시킨다면 저녁에 다시 마실 필요는 없다.

치료요법으로 차를 마신다면 원하는 동안 마시는 것이 좋은 방법이다. 하루에 한 번 또는 두 번 일주일 간 마셔보라. 일주일 후 변화를 측정해 보라. 문제가 완화되었다면 그 차를 매일 마실 이유는 없다. 조정을 하기 위해 간헐적으로 차를 마셔도 된다.

치유를 위한 허브 사용의 최상의 방법은 허브가 서서히 증세를 완화시키고, 몸 상태의 균형을 잡아가면서 부드럽게 접근해 가는 것이다. 아침과 저녁에 한 잔 혹은 두 잔의 허브 차가 아주 성공적인 처방이다. 시도해 보라! 공감할 것이다.

나만의 허브 차 만들기

나만의 허브 차를 찾기 위해 5장을 참조해서 보면 건강에 관련된 허브 가이드를 알 수 있다. 일반적인 건강 문제와 건강에 기인해서 필요한 리스트가 A-Z 항목으로 정리되어 있다.

쉬운 것부터 시작하라

현재 나의 건강에 가장 적합한 허브가 무엇인가를 규명해보고, 그 허브로 된 이미 만들어진 차봉지나 나만의 차를 만들 마른 허브를 구입하라. 허브 한 종류만으로 만든 차를 심플이라고 한다. 의미는 차 속에 허브가 유일한 재료이고 다른 첨가물이 없고 다른 허브와도 결합되지 않은 것이다. 만약 당신이 허브 차 정원에 처음 방문한 사람이라면 어떻게 할 것인가? 그리고 특수한 처치를 위해 허브를 이용하고자 한다면 즉, 과도한 컴퓨터 작업으로 인한 피곤함과 눈의 피로로 고통스러워 아이브라이트 차를 원한다면 최고의 투자는 심플 아이브라이트 차에게 하는 것이다. 이는 진정한 허브의 풍부한 맛을 느끼게 할 것이고 마시는 동안 어떻게 느끼는지, 내 몸이 어떻게 반응하는지를 측정할 수 있다. 허브가 순수한 상태에 있기 때문에 속도와 효력과 같은 면에서도 자연이 준 최대의 기회를 얻을 수 있다.

심플을 치료에 사용하게 되면 허브에 대해 혼돈하지 않고 자신이 마시는 각 허브에 대해 알 수 있다. 동네에 있는 건강식품점에서 심플 차를 구입할 수 있다. 종종 건강식품점에서 완제된 플레인 허브를 알팔파부터 서양톱풀까지 갖추어 놓고 있거나 특별한 허브를 당신을 위해 주문해 주기도 한다. 상자에 있는 허브는 차봉지 형태이거나 벌크 형태(마른 허브)이다. 당신이 원하는 형태(차봉지 혹은 벌크형)인지를 알기 위하여 상자를 확인해보라.

친근한 허브 중 캐모마일, 페퍼민트, 은행 같은 것은 슈퍼마켓, 약국, 식품점 등에서 구입할 수 있으나 한 가지 주의할 점이 있다. 내용물이 오직 허브만으로 구성되어 있는지를 확인해 보아야 한다. 만약 재료 목록에 허브 대신에 '향료' 라 쓰여 있다면 그 차는 얻고자 하는 특수한 효과를 얻는데 효력을 나타내지 못한다. 예를 들어 라즈베리 차를 요로 치유 효과를 위해 사용하려 할 때, 슈퍼에서는 '라즈베리' 라 쓰여 있는 차를 발견할 수 있다. 그러나 재료를 읽어보면 홍차에 라즈베리 향이 들어 있는 것을 알게 된다. 홍차는 그 자체로 좋은 음료이지만 허브 라즈베리로 만든 플레인 라즈베리를 찾아야 할 것이다.

즐거움과 치료를 위한 차

차의 세계를 동등하게 두 가지의 좋은 면에서 생각해 볼 수 있다.

● 즐거움을 위한 차 – 덤으로 찾는 건강. 많은 차들이 각기 훌륭한 맛을 지니고 있으므로 즐거움만을 위해 차를 골라도 건강은 덤으로 얻어진다. 예를 들어 세이지는 삼림의 향기, 상쾌함, 원기 왕성한 맛을 가지고 있으면서 세포 노화를 방지하는 항산화제를 함유하고 있다. 로즈메리는 솔향의 부드러운 맛으로 역시 지방을 분해하는데 도움이 되는 순환 강장제이다. 호로파는 깊고 그윽한 풍미를 지니면서 위장 장애를 완화시킨다. 중국의 우롱차는 콜레스테롤 수치

를 낮추게 하며, 마치 한여름 소나기가 지나간 뒤의 가볍고, 풍부하고, 싱싱하고, 개운한 허브 정원을 떠올리게 한다.

● **치료를 위한 차**. 허브 차를 건강상의 이유로 마시려고 한다면 가장 좋은 방법은 플레인(다른 성분을 첨가하지 않고 그대로 마시는 것)이다. 그러면 직접 맛을 보고 반응을 느낌으로써 치료용 허브를 전문가만큼이나 잘 알게 될 것이며, 그곳에 선택할 허브 차의 세계가 있을 것이다. 때로 지쳐 있거나 몸의 활력이 예전 같지 않고, 지병으로 힘들어하고 있다면 플레인에 가장 가까운 차가 잘 작용하므로 최상의 선택이 될 것이다.

처음 허브 차에 눈을 뜨기 시작했을 때 플레인 차를 마셨는데, 다소 흔하지 않은 많은 차들의 놀라운 맛에 감탄하지 않을 수 없었다. 차의 첫 맛이 평범하거나 지루하거나 좀 쓴 느낌일 때도 있고, 어떤 차는 내 입술에 닿는 그 순간에 나를 매혹시키기도 했다. 그러나 우스운 일이 내게 일어났다. 내가 건강상 이유로 차를 마실 때, 효과를 위해 맛은 신경쓰지 않았다. 매번 효과는 기대했던 것보다 좋았고, 맛은 염두에 두지 않고 특별한 차를 계속 마셨다. 시간이 흐름에 따라 첫 맛에 싫었던 허브들이 지금은 매혹적으로 느껴지게 되었다. 나는 쓰게 우린 맛을 갈망하게 되었는데 이유는 내게 너무 좋기 때문이었다. 나의 내부의 반응은 무엇이 치유되기를 갈망하는 것이었다. 쓴맛의 허브들은 소화계의 훌륭한 조절자로 양질의 숙성된 와인 같은 풍미를 느낄 수 있다.

내 친구 중 한 명도 비슷한 경험을 했다. 그녀는 단음식이나 음료를 좋아하므로 차에다 늘 꿀이나 당분을 가미하여 즐겼다. 그러던 어느 날 독한 코감기가 걸려 가능한 빨리 치료하기를 원했다. 평소에 알레르기와 천식 발작으로 고통 받고 있었으므로 그녀의 경우 부비동의 감염은 더욱 심각한 결과를 가져온다. 감기로 고생하면서 그녀는 맛보다는 결과에 더욱 신경을 쓰게 되었다. 그녀는 플랜테인(질경이) 차를 플레인으로 마셨는데 이 허브는 맛이 복합적이며, 점액에서 독성을 뽑아내고 빠르게 점막을 건조시키는 데 탁월한 능력이 있다. 다음날 그녀가 전화로 얘기하길 플랜테인 차를 마신 뒤 20분 안에 머리가 맑아지기 시작하여 전화를 꺼버리고 잠을 잤다고 했다. 예전에 감기 걸렸을 때는, 천식 증세로 인한 많은 약 복용으로 힘들어서 밤새 병원에서 긴장 속에서 지내야 했다. 그 이후 그녀는 플레인 차를 마시게 되었고, 어떤 것은 예전 입맛엔 맞지 않았을 법 했으나 달게 하지 않고 차를 즐기게 되었다. 그녀 역시도 쓴 허브 차를 마실 때 덜 단맛을 원하게 되었다고 즐겁게 투덜댄다. 이것이 허브가 가진 쓴맛의 또 다른 특혜이자 소화를 원활하게 하는 효과인 것이다.

많은 허브학자들이 말하기를 자신이 마시는 허브에 대해 알고 마셔야 한다고 한다. 어떤 면에서는 허브와 우정을 가꾸어 가고 그 맛과 장점을 칭찬하는 것을 배워야 한다. 그러면 치유 효과는 더욱 더 좋아질 것이다.

차봉지 혹은 잎차

차봉지를 이용

완벽한 허브 차는 미리 조제된 차봉지를 이용하면 빠르고 쉽다. 해야 할 일이란 단지 물을 끓이고, 내가 좋아하는 컵에 부어서 차봉지를 담그는 것, 그리고 3~5분간 기다리면 된다. 차봉지를 건져 낼 때 눌러서 농도를 더 진하게 우려 낼 수 있도록 하는 것을 잊지 말라. 차를 따뜻하게 마시거나 얼음으로 채운 큰 컵에다 부어 마셔라. 만약 큰 컵에 차가운 차의 농도를 고려한다면 진한 차를 만들기 위해 뜨거운 물에 차를 더 오래 우려내어라. 필요하면 차가운 물을 조금 더 컵에 첨가한다. 또 다른 선택은 최고의 풍미를 지닌 차가운 차를 만들기 위해 차봉지 두 개를 이용하는 것이다. 뜨겁거나 차거나 좋은 건강을 얻는 데 차이가 없다.

잎차를 이용

허브는 마른 허브 차(잎차)가 차 상자에 담겨져 있는 것을 구하거나, 온스 단위(한국은 그램)로 허브 가게에서 구입할 수 있다. 찻잎으로 차를 만드는 것은 생각보다 쉽다. 얼마 후에 정확하게 자신이 원하는 맛을 낼 수 있으므로 이 방법을 선호하게 될 것이다. 특수한 장치가 없이 찻잎으로 차를 만드는 방법은 차숟가락 가득히 찻잎을 덜어서 내가 좋아하는 잔에 붓는다. 가능하면 물은 금속이 아닌 주전자에 끓여, 뜨거운 물을 잔에 붓고 뚜껑을 덮고 약 3~5분 우려낸다. 찻잎을 걸러내고 마신다. 이것이 해야 할 모든 것이다. 물을 끓일 주전자가 없다고 차를 버리지는 마라. 가능하면 금속이 아닌 냄비를 이용하면 된다. 차를 거르기 위해 나일론 여과기를 이용할 수 있다. 작은 여과기 혹은 이러한 장비가 하나도 없다면 표백하지 않은 커피 필터를 이용할 수 있다. 이렇게 하는 것이 차를 마시지 않는 것보다 낫다. 잎차를 마시는 최상의 방법은 다기를 이용하는 것이다. 이것은 슈퍼마켓이나 건강식품점에서 구입할 수 있다.

스푼 인퓨저(Spoon infuser). 스푼 크기의 금속 인퓨저를 열어서 마른 허브를 넣고 닫아서 차 컵에 넣는다. 스푼 양쪽에 구멍들이 있어 찻잎만 남기고 찻물을 내보낸다. 순수주의자들은 금속으로 만들어져서 최선의 선택이 아니라고 할지 모른다.

스트레이너 인퓨저(Strainer infuser). 둥근 플라스틱 스푼 인퓨저는 물 속으로 차가 찻잎 없이 우러날 수 있도록 양면에 스트레이너가 있다. 식탁용 스푼 가득한 건조 허브에 적합하며, 허브가 새지 않게 꽉 닫고 있다. 내 것은 슈퍼 차 매점에서 발견했다.

티볼(Tea Balls). 건강식품점 또는 가게에서 구입한다. 작고 계란 모양 인퓨저로 양면에 구멍이 나 있고, 체인이 있으며 허브를 차 주전자에 바로 떠 있게 하고, 찻잎은 빠져 나오지 않고 찻물만 우러나오도록 한다. 티볼을 이용하기 위해 차 주전자 속의 물이 가볍게 끓을 때까지 기다린 후 불을 끈다. 끓는 것이 멈출 때까지 잠시 기다렸다가 허브가 들어 있는 티볼을 넣는다. 풍부하게 우려내고자 하면 좀 더 두면 된다. 5~7분 정도 또는 10분 이상이면 정말 강한 맛이 된다.

마른 허브로 훌륭한 차를 만들기 위해 고가의 장비가 필요한 것은 아니다. 최초의 차가 어떻게 다려졌는지를 기억하라. 신농의 차는 야외의 불 위에서 끓고 있는 물 속에 떨어진 나뭇잎으로부터 만들어졌다. 여분의 차를 만들어 냉장고에 넣어두고 마실 수 있다. 그것은 이틀 정도 향을 보유한다. 차의 경우 색깔이 효능을 말해 주는 것은 아니다. 옅은 색의 차 중에서 최강의 효력을 보유하는 것도 있다.

정원에서 갓 수확한 허브 차

신선한 허브로 만든 허브 차 맛은 상쾌하다. 만약 그 허브가 내가 가꾼 정원에서 수확한 것이라면 특별한 느낌과 만족감이 더할 것이다. 예를 들어 페퍼민트를 뜨거운 여름날 시원한 아이스 페퍼민트 차로 차갑게 마시기 위해 심어 보라. 허브를 생으로 혹은 마른 상태로 다음에 사용할 수 있도록 냉동시켜라. 겨울에도 따뜻한 페퍼민트를 마실 수 있을 것이다.

정원에서 딴 싱싱한 허브로 나만의 허브 차를 만들 수 있다. 그러나 주의할 점이 있으니 새겨 두길 바란다.

- 차를 만들 목적으로 야생 허브를 따지 않도록 한다. 왜냐하면 그 지역이 화학 살충제를 뿌렸는지 알 수 없기 때문이다.
- 딸 때 근처 다른 식물이 섞이지 않도록 해야 한다. 왜냐하면 식물들은 서로 친화적이므로 비슷해 보인다.
- 차를 만들기 위해 정확한 부위를 사용하도록 한다. 허브마다 부위별로 치유 성질이 다르기 때문이다. 예를 들어 금잔화 차는 꽃잎만 사용하고, 로즈메리 차는 뿌리 위 모든 부분을 다 사용한다. 허브의 어떤 부분이 사용되는지 알고자 하면 차를 만들기 위해 따고자 하는 허브를 조사하고, 유용한 부위를 조사하도록 한다.
- 최대한 싱싱한 허브를 따도록 한다. 철저히 씻어야 한다. 페퍼민트 카스티야 비누는 허브를 씻는 데 탁월하다.

우려내는 방법(단순법)

이 방법은 꽃이나 줄기, 잎과 같은 식물의 부드러운 부분일 때 사용한다. 허브를 작은 조각으로 자르고 컵당 2테이블스푼의 허브를 사용한다. 신선하게 끓인 물을 허브가 담긴 컵 안에 붓는다. 컵을 덮고 7~10분 둔다. 거른 후 마신다.

우려내는 방법(혼합법)

껍데기, 가지, 씨, 근경과 같은 식물의 딱딱한 부분으로 신선한 차를 만들려면 강력한 방법이 필요하다. 단단한 부분을 작은 조각으로 자르고 컵당 2테이블스푼만큼 잰다. 허브를 소스 팬에 놓고 찬물을 부은 후 끓인다. 불을 줄이고 한 시간 동안 달인다. 걸러서 마신다. 나머지는 냉장고에 넣어 보관한다.

저녁 식사 후의 생강차 ___

생강 뿌리를 식품점에서 구입한다. 혼합법에 따라 신선한 차로 만들어 저녁 식사 후 마신다. 온몸을 따뜻하게 해 주고 소화를 도와준다. 시간이 없다고요? 차봉지로 된 생강차를 사용하면 된다. 효과는 똑같다.

달게 할 것인가, 안 달게 할 것인가?

중국이나 일본과 같은 동양에서는 치유 목적으로서는 플레인 차를 마시는 것이 최선이라고 한다. 메사추세츠 주의 세일럼 시에서는 순수주의자들이 여전히 플레인의 진한 차를 즐긴다. 러시아에서는 레몬 한 조각이 유일한 장식물이다. 단 것을 가미하지 않고 먼저 맛을 느껴보라. 몸속에서 어떻게 느끼는지 기다려 보라. 플레인 맛이 맞지 않으면 꿀을 한 숟가락 넣어 보라. 꿀을 넣고 며칠 동안 마셔 보고 꿀 없이 다시 한 번 시도해 보아라. 이때 플레인으로 마시는 것이 괜찮다면 꿀 없이 마셔라. 허브 차를 치료용으로 사용한다면 정제된 설탕이나 인공 감미료는 치료 효과를 감소시킨다. 박테리아의 좋은 환경 중 하나가 당이다. 꿀은 자연산 당이므로 항균력이 있으며 건강에 좋은 특성을 가미해 준다.

미국에서 식민지였던 당시 차를 보기 좋게 꾸미기 위해 사프란과 린던브로섬을 얹어서 마셨다. 그 외에 사용할 수 있는 것은 :

민트 소량
레몬이나 라임 한 조각
오렌지즙
계피 한 가지
천연 바닐라 소량
아니스 조금

장수를 비는 장식물

중국 전통 차 예법에서 손님이 오래 살기를 기원하며 차 위에 마른 국화꽃을 띄워 주었다. 이것은 여러분이 허브 세계를 항해하며 새로운 경험을 하는 데에 대한 나의 바램이기도 하다.

Chapter 3

블렌드의 풍요로움

블렌드의 풍요로움

하루에 한 잔의 차는 안 마시는 것보다 낫고,
하루 두 잔의 차는 한 잔보다 낫다.

블렌드 차 한 잔에서 우러나는 훌륭한 점은 첨가된 허브가 가져다 주는 부수적인 치료의 상승효과이다. 냉동요법으로 에키나세아에 충분한 비타민C와 항산화력을 가진 로즈힙을 첨가할 수 있다. 활력 넘치는 향기로운 멘톨(박하뇌)을 즐기기 위해 녹차에다 페퍼민트를 첨가할 수 있다. '베리 베리향'을 가진 항노화 차를 만들기 위해 베리 허브에 마시멜로를 첨가할 수 있다. 블렌드는 허브 차에 독특한 개성을 줄 수 있다. 오리지날 차보다는 더 풍부한 향을, 차를 마실 때 분위기를 향상시키는 아로마를 창조해 낼 수 있고 향과 에너지의 합성으로 상승효과를 창조해서 글자 그대로 건강 증진과 함께 빛을 발할 수 있다. 플레인 차를 감칠나게 할 수도 있다. 달콤한 듯 쓴 차, 부드러운듯 시큼한 차, 강장제인 차를 조용한 강물처럼 당신의 신체 기관으로 넘어갈 수 있도록 부드럽게 만들 수도 있다.

차로 사용되는 다양한 허브의 치료 효능을 알게 됨으로써 차를 마실 때 느껴지는 독특한 맛이나 매력에 의해 어느 특정 허브를 다른 것보다 선호하게 되는 자신을 발견하게 될 것이다. 크랜베리의 맛을 좋아 하지만 밀크시슬 같은 플레인 차가 가진 치유의 이점도 원하고 있음을 알게 될 것이다. 그것이 모든 블렌드가 존재하는 이유이다. 블렌드는 당신 고유의 미각과 기호에 영감을 받고, 당신의 특수한 건강상 요구에 적합한 허브 차를 만들 수 있는 방법을 제공해 준다. 블렌드 속에 개성을 맘껏 펼쳐 보일 수 있다. 자신의 차를 이름 지을 수도 있고 특별한 친구를 위해 블렌드를 개발할 수도 있다. 당신에게 허브가 줄 수 있는 영감은 무한하다.

영감이 깃든 블렌드

자신만의 영감이 깃든 블렌드를 쉽게 개발할 수 있다. 핵심은 한 잔의 차 속에 각 허브의 동등한 양을 사용하는 것이다. 허브 차 한 잔의 표준 용량은 한 가지 혹은 여러 가지 허브를 사용하더라도 1 티스푼 가득 마른 허브를 사용하는 것이다. 마른 허브로 블렌드를 만든다면 한 스푼 가득하도록 각 파트를 동량으로 나누어라. 차봉지로 블렌드를 만들고자 한다면, 차봉지마다 충분한 한 스푼의 허브를 포함하고 있으므로 각 봉지마다 한 컵의 물을 붓는다고 생각하면 된다. 예를 들어 차봉지 두 개로 블렌드를 만든다면 물 두 컵이, 차봉지 네 개로 블렌드를 만든다면 물 네 컵이 필요하다. 마른 허브와 차봉지를 혼합하여 블렌드를 만들지 말라는 법은 없다. 더 넣은 차봉지 용량만큼 물을 첨가하면 된다. 특별한 블렌드를 만들려고 하는데 내가 원하는 허브를 구할 수 없을 때 미리 만들어진 차봉지를 이용한다. 블렌드의 매력은 사람들의 고유한 본성과 개성이 블렌드 속에 표현된다는 점이다. 사람마다 다양성의 몇 가지 예를 보여 주기 위해, 친구들의 블렌드를 만든 레시피를 찾아 보았다. 레시피를 이용하여 집에서 시도해 볼 수 있으며 나만의 블렌드를 만드는 데 영감으로 사용할 수 있다.

캐티의 색의 조화

수채화가인 캐티는 그녀의 그림에 그려진 오묘하게 번지는 노을 색상과 오솔길에 있는 나무들, 돌들을 보는 미적인 안목으로 블렌드를 대한다. 그녀는 치유 가치에 따라 허브를 선택하고, 풍부한 색상으로 블렌드를 창조해낸다. 계절마다 어울리는 색상을 사용하고, 블렌드를 마시는 동안 색상은 바로 그녀의 영감이 되는 것이다.

겨울을 위한 붉은색과 자주색의 블렌드 – 캐티는 크랜베리, 라즈베리, 블랙베리와 같은 베리 차를 겨울 블렌드 색상으로 이용한다. 이 허브들은 미네랄과 비타민C가 풍부하여 감기와 독감에 좋고, 추운 계절 동안 몸 상태를 잘 유지해 준다. 이들은 플레인 맛의 허브와 잘 어울린다.

여름과 봄을 위한 연두색과 노란색의 블렌드 – 그녀의 선택은 민들레, 파슬리, 페퍼민트와 같은 밝고 깨끗하게 해주는 허브들로 멋진 아이스티를 만들 수 있다. 허브들은 영양이 풍부하고, 신선하고 청결한 기운이 재충전된 에너지와 함께 봄과 여름 동안 온몸에 불어넣어 준다. 이 허브들은 서로가 조화를 잘 이루기도 하고 플레인 차를 더 밝게 해준다.

가을을 위한 진녹색과 호박색 블렌드 – 그녀의 선택은 질경이, 로즈메리, 세이지와 같은 숲과 같은 차로서 계피로 장식한다. 계피의 내피는 놀라운 염증 전사이고, 블렌드 하나에 계피 가지 하나면 충분하다. 호박색 차에 계피 가지 하나를 얹어 주었을 때 당신은 캐티가 표현한 '향기로운 토파즈(황옥)' 를 얻을 수 있다.

다음은 캐티의 영감으로 탄생한 블렌드 중 몇 가지이다.

아이스 페퍼민트 트위스트 – 순식간의 원기회복. 물씬풍기는 박하향, 활발한 순환, 그리고 건강. 페퍼민트와 레몬밤의 동등한 양에 나선형 오렌지 트위스트 조각을 띄워 만든다.

차가운 크랜베리 댄디 – 시원한 장 청소와 영양 공급원. 얼음을 채운 큰 글라스에 크랜베리와 민들레의 동등한 양을 사용하여 만든다.

코코 로코 레드 – 초콜릿 애호가를 위한 풍성하고 감미로운 맛. 비타민과 미네랄이 풍부하고 각 기관을 강화시켜 준다. 코코아 파우더(달든 안 달든) 한 팩과 라즈베리 차봉지 하나로 만든다.

분홍빛 음료수 – 면역체계를 강화시키고 세포 내에 비타민C가 넘치게 하는 훌륭한 차. 또한 요도기관에 우수한 세정제이다. 특히 아이스티로 마시면 좋다. 에키나세아와 크랜베리의 동등한 양으로 만든다.

타샤의 평화의 정원
타샤는 허브학자이자 포크송 가수이며 시인인데, 나선형으로

디자인한 풍성한 허브 정원을 가지고 있다. 입구에는 에키나세아가 줄지어 서 있고, 굽어 들면서 각 구비마다 새로운 허브들이 자라고 있다. 정원 중앙에는 조용한 물풀이 돌 껍데기 속에 있다. 그녀는 그곳을 '평화의 정원'이라 이름 짓고, 허브들을 블렌드를 만드는 데 사용한다. 타샤의 머릿속에 항상 떠오르는 구절은 오래된 영국 포크송인 '파슬리, 세이지, 로즈메리 그리고 타임'이다. 허브학자로서 그녀는 허브로 블렌드를 만드는 것을 주저하지 않는다.

타샤가 시도한 몇 가지 블렌드이다.

스카보루의 추억 – 회복, 맑은 사고, 행복감을 주는 차. 글자 그대로 노래하듯, 고조시키는 블렌드이다. 파슬리, 세이지, 로즈메리와 타임의 동등한 양.

야단법석 – 기관을 강하게 하고 소화불량, 변비에 좋은 차. 파슬리, 라즈베리, 바실의 동등한 양.

평화의 정원 차 – 에너지를 맑게 하고 축복된 인생을 위한 차. 봄비가 온 후 허브 정원을 거니는 것과 같은 고요하고 신선한 블렌드. 라벤더, 레몬그라스와 파슬리의 동등한 양.

티나의 차 보고(寶痼)

티나는 자연요법 학위를 가진 의대생. 그녀의 목표는 양의와 한의사 자격증을 다 갖춘 다방면의 의사가 되는 것이다. 그녀는 블렌드에 대한 이야기를 나누면서 건강에 관한 최고의 정보를 주었다. 티나는 엘더를 좋아하며 수시로 말하길 "엘더는 -itis로 끝나는 어떤 염증에도 좋다"고 했다. 그래서 나는 "Sinusitis(부비강염), Colitis(대장염), Arthritis(관절염)과 같은 -itis?"라고 물었다. 티나는 그렇다고 하면서 "itis는 염증이 있음을 내포한다."고 했다. 염증을 완화하려고 만드는 어떠한 블렌드에도 엘더는 이상적인 선택이 된다.

다음은 특수한 처방을 위한 티나의 블렌드의 일부이다.

알레르기 블렌드(순한) — 항바이러스, 항염증성, 소염제. 버바스컴과 엘더의 동등한 양.

알레르기, 감기, 기관지염(강한) — 상기도에 좋은 블렌드. 전신 건강에도 좋다. 버바스컴, 타임, 마시멜로, 엘더, 페퍼민트의 동등한 양.

오후의 허튼소리 — 건강과 아로마테라피를 위한 블렌드. 녹차는 강장제이고, 페퍼민트는 감각을 자극해 주며 레몬그라스는 갑상선을 강화시켜 준다. 녹차, 페퍼민트, 레몬그라스의 동등한 양.

찰리의 에너지 블렌드

찰리는 자연요법, 유사요법 의사로서의 자격증을 보유하고 있는 허브학자이며, 시골에 건강식품 가게를 운영하고 있다. 매일 현대인의 삶의 고뇌를 덜어줄 허브에 대하여 상담을 해주고, 무엇이 최상인지를 알고 있다. 그는 일반적인 상식을 사용하는 것을 옹호하며, 그의 처방을 '상식 블렌드' 라고 부른다.

남성을 위한 에너지 — 몸과 뇌의 활력과 항노화를 위한 차. 가시오가피와 고투콜라의 동등한 양.

여성을 위한 에너지 — 호르몬의 균형과 '기(氣)' 에너지의 흐름을 위한 차. 당귀와 체이스트베리의 동등한 양.

전립선의 조율 — 생식기 청결과 강화를 위한 차. 톱야자와 로즈힙의 동등한 양.

혈압 안정 – 동맥벽에 침전물 축적을 막고, 지방을 분해하며 말단 순환을 개선하는 달콤하고 따뜻한 블렌드. 이것은 순차적으로 혈압을 안정화하고 심장 기능을 개선해 준다. 아마와 생강의 동등한 양.

클레어의 자연의 정기

클레어는 엄마이자 허브학자이며 예술가이다. 그녀는 허브에 대한 풍부한 취향과 사랑을 가지고 있어 일상적인 대화도 식물학 강의처럼 하게 된다.

다음은 클레어의 건강을 위한 블렌드이다.

소화를 도우는 강장제 – 위의 불편함을 없애 주고, 소화기관을 조절해 주고, 정신을 맑게 하며 에너지를 증가시키는 상승효과를 가진 블렌드. 풍부하고 향기로운 차. 라즈베리와 감초, 페퍼민트의 동등한 양.

블렌드에 사용되는 허브들

향과 상승효과가 좋은 차들의 전통을 추적해 보면, 수세기 동안 상승효과를 위해 블렌드에 몇 가지 허브들을 첨가해 왔음을 알 수 있다.

1. 레몬과 관련 있는 모든 것 – 레몬밤, 레몬그라스, 레몬버베나
2. 기본적인 민트 – 페퍼민트와 스피어민트
3. 가장 단 허브 – 감초와 아니스

4. 향기나는 허브(방향성) - 히비스커스, 린던브로섬(보리수),
   캐모마일

5. 과일과 베리 - 라즈베리, 블랙베리, 엘더베리, 로즈힙

이러한 기준은 이미 제조된 블렌드에서는 틀에 박힌 모양으로 나타난다. 향을 내기 위해 쓰이기도 하나 그들 고유의 장점이 블렌드에서 나타나므로 역시 상승효과를 창조해 낸다.

나만의 블렌드에 조그만 마술을 일으키려면 레몬, 민트, 단 것, 꽃, 과일, 베리를 첨가하여 향과 상승효과를 내도록 해보라.

다섯 가지 맛

맛은 허브요법에서 처방을 준비할 때 중요하게 고려해야 할 점이다. 다섯 가지의 맛은 몸의 기관과 특수한 감정과 연관이 되어 있다.

신맛(화나는 감정) - 간, 담낭, 눈, 건(腱). 이 부위의 건강을 추구한다면 레몬밤, 레몬버베나, 레몬그라스 또는 야생딸기와 같은 신맛 나는 허브를 블렌드에 사용하는 것이 좋다.

짠맛(두려운 감정) - 신장, 낭, 귀, 뼈. 이 부위에 건강을 강화하려면 짠맛 나는 허브인 질경이, 블래더랙, 또는 갈퀴덩굴을 블렌드의 일부로 이용하면 된다.

매운맛(슬픈 감정) - 폐, 대장, 코, 피부. 이 부위의 건강을 도모하려면 세이지, 히솝, 바질, 생강을 블렌드의 일부로 이용하는 것이 좋다.

단맛(근심스런 감정) – 비장, 위, 입, 근육. 이 부분의 활력을 도모하기 위해 블렌드에 감초, 로즈힙, 아마, 인삼, 당귀를 첨가하는 것이 좋다.

쓴맛(즐거운 감정) – 심장, 혈관, 소장, 혀. 즐거움이 없거나 피곤하다면 스컬캡(황금), 라벤더, 캐모마일, 조금 쓴 금잔화와 같은 쓴맛 나는 허브를 쓰는 것이 좋다.

한 가지 허브가 다섯 가지 맛을 다 가진 경우–오미자–는 균형과 조화를 위해 블렌드에 사용할 수 있다.

제품화된 블렌드

많은 제품화된 허브 차 블렌드들이 건강식품점, 편의점, 농산물 판매점, 슈퍼마켓, 약국에 있다. 블렌드는 한 가지부터 열 가지 혹은 그 이상의 허브들을 함유하고 있다.

제품화된 블렌드가 나에게 맞는지를 어떻게 평가할 수 있을까?

따라할 수 있는 훌륭한 일반적인 방법 : 블렌드를 단순하게 할수록 재료를 알아내기가 쉬워 진다.

구입하기 전에 블렌드에 들어있는 각 허브의 성질을 아는 것이 필수적이다. 몇 분 동안의 관찰이 자신이 선택할 처방에 큰 차이를 만들어 낼 수 있다. 이는 정보를 알고 선택할 수 있게 도와준다. 그리고 블렌드 상자를 열고 첫 번째 컵에다 따르고 나서야 비로소 그 블렌드가 자신이 원하지 않는 어떤 것을 가지고 있다는 것을 발견하게 되는 상황을 줄일 수 있다. 반만 먹고 남은 것을 선반 뒤편에 쌓아 놓지 않아도 되므로 비용도 절약하게 해준다.

약사나 판매원에게 얻는 정보에 의존하기보다 자신이 직접 허브를 연구하는 것이 최선의 방법이다. 사람마다 경우가 다르다. 이 사람에게 효과 있는 허브가 저 사람에게는 적합하지 않을 수 있다. 예를 들어, 마황이 심장 박동을 빠르게 한다는 주의가 있지만, 어떤 사람은 에너지를 얻기 위해 블렌드에 넣어 마시는 것을 편안해 할 수도 있으나, 그 사람처럼 허브 사용을 따라해서는 안 된다. 자신만을 위한 허브를 탐구할 때, 그 선택에 의심이 없을 수 있다. 무엇보다도 몇 분간의 관찰은 자신에게 가장 잘 맞는 블렌드를 고를 수 있게 해준다. 그다음 오직 해야 할 일이란 곧 느낄 휴식을 위해 담그고, 부어서 마시는 것뿐이다.

이런 관찰을 쉽게 하기 위해, 백 가지 이상의 허브 프로필을 6장 「현대 허브 차 정원」에 실어 놓았다. 허브의 고유한 성질을 파악하기 위한 조사를 할 수 있으며 결정을 내릴 때도 정보를 충분히 활용할 수 있다. 만약 내가 수집한 프로필에 찾는 허브가 없다면 판매원에게 정보를 찾아달라고 부탁하라. 그들은 일반적으로 카운터 뒤에 그들만의 책을 가지고 있다. 만약 그들의 책에서 그 허브를 찾지 못한다면 다른 블렌드를 선택하라. 훌륭하고 유익한 허브를 충분히 선택할 수 있으므로 '미스테리' 허브에 모험을 할 필요는 없다.

1. 한 가지에서 다섯 가지 허브를 사용한 심플 블렌드

심플 블렌드는 몇 년 동안 기준이 되어 왔고, 감기, 독감, 불면증, 생리전증후군, 관절염, 류머티즘과 같은 흔한 질병에 유익한 맛

좋은 차를 제공해 왔다. 새로운 종류의 심플 블렌드가 매해 새로이 출시되고, 에너지, 활력, 항산화, 면역증강을 해주고, 소화불량, 근심과 우울증으로부터 편안해지길 원하는 현대인의 심적 갈망이 담겨져 있다.

심플 블렌드는 많은 사람들에게 검증이 된 것이면서, 가장 건강에 좋은 재료를 포함한 허브를 사용하는 것을 원칙으로 한다. 블렌드 속 하나 혹은 두 개의 허브는 기본적인 치유 효과를 가진 재료일 것이고, 나머지 허브는 향과 상승효과를 위한 것으로 대다수 사람들을 만족시킬 수 있는 차가 될 수 있도록 첨가된다. 향과 상승효과를 위한 허브는 다섯 가지 기본 허브로 상세하게 앞에서 설명한 레몬, 민트, 스위트, 꽃, 과일과 베리들이다. 이 기본 허브들은 광범위한 질병을 위한 블렌드에서 종종 발견되는데, 다양한 블렌드의 기본으로 첨가하기 위해 한 번쯤만 관찰해보면 될 것이다.

심플 블렌드의 기초 허브의 경우 잘 알려진 테마 중 몇몇은 눈길을 끈다. 예를 들어, 캐모마일은 수면을 위한 블렌드에 기본으로 들어가고, 에키나세아는 감기와 독감에 좋은 블렌드에서 종종 발견되며, 인삼은 에너지를 위한 블렌드에 보편화되어 있다. 현대적인 블렌드라도 약간은 생소한 허브들을 포함하고 있다면 의례히 사용되어온 허브들을 블렌드 일부로서 사용하게 된다. 예를 들어, 현대적인 수면 블렌드는 쥐오줌풀 또는 황금을 포함하고 있으나, 의례껏 그래왔듯이 캐모마일이 들어 있음을 알 수 있다.

이것이 말하고자 하는 것이 무엇일까? 기본이 되는 허브들은 사람들에게 가장 안전하고 믿을 만하고 건강에 좋은 허브들이다. 의심이 들 때, 기본 허브를 포함한 블렌드를 선택하라. 그러면 수세기간의 전통이 그 사용을 뒷받침해 주는 선택을 하게 될 것이다.

2. 다섯 가지에서 열 가지 허브를 사용한 복합 블렌드

블렌드를 측정하는 간단한 방법은 레몬, 민트, 스위트, 꽃, 과일, 베리와 같은 향과 상승효과를 내기 위한 허브의 수를 세고 나서 남은 허브를 세는 것이다. 남아 있는 허브를 조사하라. 많은 복합 블렌드들은 여러 가지 종류의 레몬, 민트, 스위트, 꽃, 과일, 베리로 만들었으나 실제로는 심플 블렌드이다. 만약 복합 블렌드 중 대다수가 모르는 허브라면, 기본 허브를 향과 상승 효과용으로 사용하지 말고, '혼합된 블렌드'로 만들어 보아라.

3. 열 가지 혹은 그 이상의 허브로 만든 혼합된 블렌드

이 혼합된 블렌드는 전문가에게 검증되는 특별한 제품이다. 만약 블렌드가 열 가지 혹은 그 이상의 그다지 친숙하지 않은 허브를 포함하고 있지만, 그 회사의 제품을 신뢰하고 있다면, 각 허브를 조사해 보도록 하라. 아니면 회사에 전화하여 정보를 요구하라. 그리고 최선의 판단을 내려라. 사용하는 혼합 블렌드는 어떤 허브인가? 라는 의문을 불러 일으키는 두 가지 단점이 있다.

하나는 만약 여러 허브가 들어 있는 블렌드를 마실려고 하는데, 허브 중 하나가 나에게 맞지 않거나 만족스럽지 않을 때, 이 허브가 어떤 허브인지 도무지 알 길이 없을 때가 있다. 이럴 때 당신은 허브가 자신에게 맞지 않는다고 생각하여 허브요법으로 치료를 하는 데에 좌절감을 느끼게 된다.

두 번째는 잘 듣는 것이 무엇인지 잘 알 수 없다는 것이다. 여러 허브가 들어 있는 블렌드로 치료를 하려고 했을 때 그 허브들 중 하나가 약간의 효과를 나타낸다면, 그 허브가 어떤 허브인지 알 길이 없다. 즉 자신에게 가장 적절한 허브가 어떤 것인지 확인할 수가 없다는 것이다.

블렌드 속에 허브의 수가 증가하면 각 허브의 분량은 줄어든다. 제품화된 허브에서 전체 차의 표준 용량은 여전히 한 티스푼 가득이다. 만약 블렌드 속에 16가지 허브가 있다면 각 허브의 분량은 16등분되어야 한다. 여러 허브가 적절히 작용하면 전체 영향을 최대화하여 상승효과를 가져 오나, 잘못 작용하면 너무 많은 허브가 오히려 효과를 약화시킨다.

집에서 사용하기 가장 좋은 것은 적은 허브로 만든 심플 블렌드로 가장 좋은 선생님이자 최상의 치료자가 될 것이다.

시간이 보증하는 블렌드

의학이 발달하기 전에는 질병이나 감염균과 싸우는 사람들에게 유일한 치료법은 음식물이자 차인 허브였다. 영국을 비롯한 많은 나라에서 가정마다 허브를 키웠고, 자치구 정원에서는 지역민을 위하여 허브를 길렀다. 의학의 초기 단계에서 수도원과 교회의 정원들은 말 그대로 일반인들을 위한 약방이었는데, 이 같은 전통으로 인하여 아주 드문 허브들 중 몇가지 종류는 오늘날까지 남아 있다. 통치자와 왕들의 허브 정원은 아름다움과 아로마요법, 상징성, 신분을 위하여 디자인되었다. 그러나 이 식물들이 왕실을 위한 약제의 재료로 공급되었으므로 실제적인 것이었다고 볼 수 있다. 차봉지나 마른 허브, 또는 두 가지의 복합된 것이 없더라도 집에서 시도해 볼 수 있는 몇 가지 심플 블렌드를 뽑아 보았다. 대부분의 유서 깊은 블렌드들은 부드럽지만 효능은 수세기에 걸쳐 수없이 검증되어 왔다. 오래된 블렌드가 자신에게 정확하게 맞게 될지 누가 알겠는가? 그것이 바로 허브 전통을 풍성하게 만드는 것이다.

심한 유행성 독감 – 독감에 걸렸을 때, 한기가 들면 따뜻하게 마시고, 열이 나면 차게 해서 마셔라. 엘더와 페퍼민트의 동등한 양.

여성의 '부인병' – 생리전증후군이 있는 동안의 호르몬 균형과 긴장의 완화를 위한 것으로, 체이스트베리와 황금의 동등한 양. 바닐라를 조금 첨가한다면 기분이 훨씬 좋아질 것이다.

달콤한 수면으로 – 긴장과 근심, 잠자기 전 불안을 덜어 준다. 캐모마일과 홉의 동등한 양. 꿀을 넣어 달게 하여 마실 수도 있으며 진정제의 특성을 갖고 있다.

아아! 달콤한 우울 – 신경을 강화시키고 슬픔의 그림자를 몰아내 버린다. 캐모마일과 황금의 동등한 양. 또는 캐모마일과 버베인의 동등한 양.

기관지 천식 – 즉각적인 고통 경감, 기관지 확장, 세정력이 있으며 상쾌함을 준다. 뜨거운 차로 마신다. 루스쿠스아쿨레아투스와 녹차의 동등한 양.

납독 응급 처치 – 의사가 근처에 없는 응급상황이 발생했을 때, 이뇨제와 세정제로 작용하여 독성 제거를 도우고 회복을 위한 비타민과 미네랄을 제공한다. 민들레와 로즈힙의 동등한 양.

어머니와 같은 자연에 감사하라!

허브를 탐구하다보면 숨겨진 이득이 있어 더욱 풍요로워짐을 알게 될 것이다. 이는 식물 세계를 완전히 새로운 눈으로 보게 만든다. 어느 날 길을 걷다가 서양톱풀이 야생으로 자라고 있는 것을 발견할 수 있다. 깃털 같은 잎들을 보고 차로 마시면 열을 가라앉힐 수 있다는 것을 떠올릴 수 있다.

한 구역쯤 더 걷다가 위엄 있는 에키나세아의 방울열매들이 햇볕을 쪼이고 있는 것을 볼 수도 있다. 그러면 그 아름다운 꽃의 뿌리가 면역을 증강시킨다는 것도 생각날 것이다.

자신의 뒤뜰이나, 아파트에 살고 있다면 주차장에서 어디서나 질경이풀을 쉽게 볼 수 있는데, 이 허브는 토양 해독이 필요한 곳이라면 어디에서나 자라기 때문이다. 그 잎이 응급시 피의 해독에 이용된다는 것도 떠올릴 것이다. 이는 우리가 땅과 녹색식물, 꽃들, 그리고 지구와 연관되어 있음을 느끼게 하는데, 이유는 우리가 그 비밀을 공부하고 있기 때문이다.

세상은 즐거움의 정원이다!

허브를 알아가는 것은 삶에 새로운 자연의 시각을 가져다준다. 시야가 넓어지고 마치 어린아이처럼 기뻐하게 된다. 이것이 바로 허브의 아름다움이다. 허브는 긍정적인 힘을 심어준다.

Chapter 4

차의 특성들

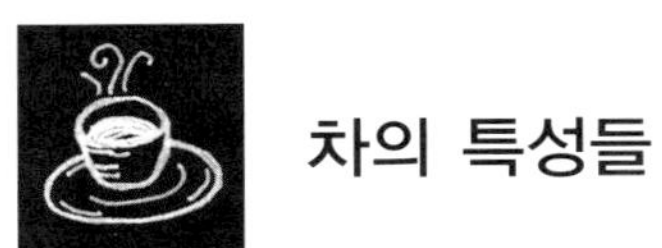

차의 특성들

허브 차는 자연스럽게 과도한 체중을 줄여준다. 쓴맛의 허브 차는 소화 장애를 완화시켜주고, 몸을 깨끗하게 해주며 조직에 새로운 생명력을 가져다준다.

녹차와 홍차가 종주국인 중국에서 유럽으로 전해지기까지 수 세기가 걸렸으며, 수출을 통해 세계적으로 사랑받는 음료수가 되기까지 또한 많은 세월이 흘렀다. 그러나 차봉지의 발명으로 대표적인 차로 바뀌는 데는 '아주 순식간'이었다. 1900년 초기, 차 상인들은 차 견본을 특수 제작된 차 깡통에 넣어 거래처에 배송했다. 그런데 뉴욕 차 상인인 토마스 설리반은 깡통의 가격 때문에 차 가격이 높아져 차를 판매하는 데 불리하다고 생각했다. 그는 차 견본을 고객들에게 좀 더 싸고 쉽게 보내기 위해 작은 실크 주머니에 넣는 것을 고안해냈다. 토마스 설리반의 사무실에는 주머니에 넣어진 차 주문이 쏟아졌다. 후에, 실크는 필터지로 바뀌고 차는 경제적인 음료로 모든 사람에게 합리적인 가격이 되었다.

낮과 밤, 그리고 차를 마시기 좋은 시간들

하루 중에도 차를 마시면 기운이 향상되는 시간이 있고, 안정시키는 시간이 있다. 어느 때라도 차를 마시게 되면 허브 차의 치유 능력이 당신의 삶을 윤택하게 할 것이다. 특별한 건강 증진을 위해서, 차에 오렌지와 레몬 혹은 계피 스틱을 곁들이고 꿀이나 자연 바닐라로 달콤하게 하라.

밝고 이른 새벽의 차 - 하루를 시작하는 활기찬 방법. 좁쌀풀, 녹차, 귀리가 좋다. 오렌지를 첨가하라.

아침나절의 활력을 위해 - 점심시간까지 유지하고 식욕을 억제하기 위해서 인삼, 파우다코가 좋다. 수마와 계피를 첨가하라.

점심 오찬의 기쁨을 위해 - 일상의 휴식을 위한 가벼운, 원기를 회복시키는 차들. 라즈베리, 딸기, 시원한 페퍼민트가 좋다.

오후 중반의 활력을 위해 - 하루를 막 시작하는 것 같은 기분이 들게 해주는 차들. 마테나무, 은행나무, 황기가 좋다.

저녁 식사 시간을 위해 - 고기, 생선, 찜, 샐러드에 곁들인 차들. 로즈메리, 세이지, 아니스가 좋다.

조용한 시간을 위해 - 조용한 휴식과 쉽게 잠들 수 있도록 해주는 차들. 캐모마일, 홉, 감초가 좋다.

혁명 - 아이스티

아이스티 혁명은 차 무역에 있어 크나큰 이득이 되었다. 이 사건은 미국에서 일어났지만, 그 공적은 영국에 있는데 차를 공급해준 인도와 실론(1972년 스리랑카로 개칭)으로부터 도움을 받았다. 1904년 세인트 루이스 국제 박람회에서는 전세계에서 온 차 상인들이 샘플을 진열해 놓고 맛볼 수 있도록 신선하게 조제된 차를 제공했다. 인도와 실론에서 온 한 대표자가 그곳에 있었는데, 캘커타에서 온 리차드 브레키덴이라는 잉글랜드 사람이었다. 군중들은 세인트 루이스의 열기에 땀 흘리고 있었다. 그들은 차를 마시고 싶지 않았다. 그들은 차가운 음료를 원하고 있었다. 브레키덴은 결단력이 있는 사람이었다. 그는 긴 잔에 얼음을 가득 채워 뜨거운 차를 얼음에 부었다. 유레카! 차가운 음료의 새로운 발명이다. 군중들은 열광했다. 오늘날 차 인구의 절반이 해마다 마시는 것이 아이스티이며 이것은 계속해서 인기를 얻고 있다.

단과(單果) 아이스티(얼음 넣은 과실 차)

당분이 많이 든 탄산음료 대신에 단과의 아이스티를 마셔라. 더 많은 내구력을 길러주는 자연의 힘을 얻게 될 것이다. 박테리아가 설탕에서 활발하게 번식하므로, 탄산음료 대신에 단과 아이스티를 마심으로써 신체 기관에 함유된 당분의 함유량을 낮추어 감염균들과 싸우는 힘을 길러 준다. 조금씩 마심으로써 설탕 대신 허브의 영양분과 치유력을 가진 특성들로 교체하게 된다. 언제라도 힘과 영양분의 증강을 위해서 시원한 단과 아이스티를 마실 수 있다.

단과 크랜베리. 예쁜 핑크색 음료, 크랜베리 차는 신장, 방광, 요로의 치료제로 잘 알려져 있다. 이것은 대장균이 방광벽에 달라붙는 것을 막아 병균 감염을 예방한다. 철분과 칼슘이 풍부하고 비타민 A, B복합체, C, 구연산과 사과산, 미네랄을 함유하고 있다.

단과 빌베리. 선명한 붉은 음료, 빌베리 차는 시력을 보호하는 데 도움을 주고 눈의 피로를 막아준다. 야맹증에 좋다. 2차 대전 당시 영국 공군 파일럿들이 야간 작전을 위해 젤리 형태로 섭취했었다. 이것은 혈당 수치를 낮추어 주고, 철분, 인, 칼륨, 망간, 아연, 과일산을 함유하고 있다.

단과 라즈베리. 이 진한 황갈색 음료는 잇몸과 인후에 탁월하다. 신체 하브 장기를 안정시키고 신장과 요로를 강화시킨다. 비타민 A, B복합체, C, 굴산, 사과산, 칼슘, 나이아신, 철, 마그네슘, 팩틴, 칼륨, 셀레늄, 실리콘, 소듐, 아연을 함유하고 있다.

단과 야생딸기. 주홍색으로 섬세한 향을 지니고 있으며 야생딸기는 풍부한 철분으로 신체를 강화시켜준다. 사과산이 있어 에너지원이며 세정제이다. 펙틴, 비타민B, C, E, 미네랄을 함유하고 있다.

단과 산사나무 베리. 그리스에서 희망과 즐거움의 상징으로 산사나무 열매는 심장 강장제이고 순환계 자극제이다. 이것은 산소 흡수를 증진시켜 규칙적인 심장박동에 도움을 주고 혈압을 안정시킨다. 영양의 원천이며 비타민C, A, B복합체, 실리콘, 철분, 셀레늄, 그리고 칼륨을 함유하고 있다.

단과 들장미. 활기를 주는 적황색 음료로 피부건조는 물론이고 가장 깊숙한 곳의 세포까지 모든 것을 치유하는 차이다. 노화방지 강장제이고 생기를 주고 피로와 싸우는 풍부한 미네랄과 비타민으로 최음제 역할을 한다. 아이스티로 마시면 특히 좋다.

특별한 경우를 위한 허브 얼음

얼음을 얼리기 전에 각각의 아이스 큐브에 민트의 신선한 잔가지를 넣는 것은 손님들에게 민트 아이스티를 대접하는 멋진 방법이다. 차로 얼음을 만들 수 있고 얼음 속에 특별한 허브향을 넣어 음료에 첨가할 수 있다. 어떤 차라도 향과 상승효과를 주는 레몬밤을 넣은 얼음을 시도해보라.

허브 차와 함께하는 날씬요법

허브 차는 자연스럽게 과도한 체중을 줄여준다.

체중문제는 불순물 제거와 영양소의 소화를 방해하는 소화불량, 스트레스, 순환 장애에 의해 악화된다. 쓴맛의 허브 차는 소화장애를 완화시켜 주고, 몸을 깨끗하게 해주며 조직에 새로운 생명력을 가져다준다. 허브 차는 수분 정체와 부종을 막도록 도와주는 이뇨제이다. 어떤 허브 차는 스트레스를 막아주어 스트레스성 폭식을 자동적으로 줄여준다.

허브 차는 지방이나 칼로리가 없다. 당분에 대한 욕구를 완화시켜 주는 달콤한 차들이 있으며, 탄수화물, 단백질, 지방의 소화를 돕는 차들이 있다. 허브 차에 있는 비타민, 미네랄, 영양소들로 에너지가 부족한 기분을 갖지 않아도 된다. 식사 시간 사이에 식욕을 억제해 준다.

알팔파. 신체를 강화시키는 풍부한 필수 아미노산과 영양분을 함유하고 있다. 이것은 세정제이며 내장을 적절한 상태로 유지해주는 완하제이다. 부드러운 효과와 박하향을 위해서는 알팔파와 페퍼민트를 섞어라.

블래더랙. 갑상선 강장제이며 부드러운 신진대사 자극으로 영양소와 칼로리를 잘 소모할 수 있도록 해준다.

민들레. 칼륨과 비타민을 함유한 세정제와 자연 이뇨제로 변비와 부종을 해결해준다. 칼륨 유실을 유발해 감각을 약해지도록 하는 일반적인 이뇨제와 달리 민들레는 부드럽게 작용하고 자연스럽게 신체 흐름을 균형 잡도록 해준다.

금잔화. 차분하고 향기로운 차로 소화기관 장애를 완화해 주고 위장과 장의 스트레스를 없애준다.

귀리. 몸 전체의 강장제로 오트 겨와 오트밀을 준다. 힘을 유지하는 비타민과 미네랄을 많이 함유하고 있다.

파파야. 멜론 나무에서 얻은 열대 차로 제산제 대용 중 하나이다. 산성을 중화하는 알칼리화 효소를 가지고 있다. 단백질과 탄수화물을 소화하는 효소들을 가지고 있다.

라즈베리. 얼음을 채운 과일과 열매 차를 다이어트 소다수 대신 섭취하라. 그러면 허브의 에너지로 더 날씬해질 것이다. 비타민과 미네랄이 풍부하다.

　　로즈메리. 사랑과 추억의 허브로 지방의 소화를 돕고 순환을 증진시키며 심장에 좋다.

　　세이지. 소화 효소를 증가시키고 간을 자극하여 새로운 활력을 준다. 장수의 허브이다.

　　달콤한 요법 - 바닐라, 아니스, 감초. 달콤한 요법의 차로 설탕의 충동을 억제하라. 이러한 허브들은 건강을 개선시킴과 동시에 식욕을 억제하고 욕구를 만족시킨다. 천연 바닐라는 분위기를 상승시키고 노화를 방지하며 어떤 차에든 달콤한 맛으로 첨가할 수 있다. 아니스는 불안정한 소화를 안정시켜 주고 위장을 편안하게 한다. 감초는 소화를 조절하고 영양소 흡수를 증진시켜 준다.

　　마테 차나무. 스트레스를 해소하고 풍부한 비타민과 생명력을 주는 차이다. 신진대사를 자극하여 신체가 탄수화물과 지방, 단백질을 쓸 수 있도록 돕는다. 날씬해지고 싶은가? 마테 차나무를 이용하라.

치유력 있는 허브 목욕

　　쾌적한 욕조에 가득 찬 허브 물은 차 찬장과 매우 흡사하다. 허브 차는 순수한 식물성 물로 색소와 첨가물이 없다. 피부는 물질들의 전달자가 되므로, 허브가 가진 미덕이 피부를 통해 몸속으로 흡수된다.

　　레시피 : 욕조에 차봉지 두 개. 뜨거운 차를 욕조에 부어라. 차봉지를 욕조에 띄워도 된다. 그것이 흔히 말하는 아로마요법이다.

　　바다의 이슬 목욕. 로즈메리는 지중해를 내려다보는 절벽에서 발견된다. 로즈메리 잎에서 반짝거리는 아침 이슬로 인해 '바다의 이슬'이라는 이름이 주어졌다. 로즈메리 목욕은 신경계를 안정시키고 순환을 증진시킨다. 피부 표면까지 혈액 순환이 잘 되어 장밋빛 피부로 만들어 준다. 마치 당신이 지중해로 휴가를 간 듯한 기분을 느낄 것이다.

마법의 박하 목욕. 유럽산 페퍼민트는 치유력과 상쾌한 향기로 알려져 있다. 페퍼민트 물 속에서, 모든 땀구멍은 멘톨(박하뇌)에 의해 자극받는다. 이것은 피부로 호흡하는 것과 같다. 살균력 있는 페퍼민트는 피부에 있는 세균들을 깨끗이 세정해 준다. 건조한 피부에 좋으며 아주 깔끔한 기분을 갖게 해준다.

세이지 목욕의 비밀. 이 이름의 의미는 '치료하다'이며 세이지 물에 몸을 담그면 당신의 몸이 다시 원기를 되찾는 동안 시원하고 부드러움을 느낄 것이다. 더운 밤, 에너지가 고갈됐다고 느꼈을 때, 세이지 욕조에 들어가 시원하게 가라앉혀라. 발열성 감기의 통증에도 세이지는 열을 내려주고 숨쉬기를 수월하게 한다. 로마 병사들은 피로에 이를 이용했고, 열기 속의 행군 후 발의 통증에도 이 방법을 이용했다.

생강 목욕요법. 차갑고 습기 찬 밤에, 제대로 되는 게 아무것도 없다고 느낄 때, 생강 욕조에 들어가라. 온몸을 따뜻하게 가라앉혀 주고 피부를 세정해 준다. 이것은 수치요법의 일종이며 손과 발이 찬 사람이나 쉽게 한기를 느껴 스트레스가 높은 사람들, 혹은 병에서 회복됨과 동시에 오는 냉기에 좋다.

캐모마일 꽃의 어루만짐. 잠들기 전에 캐모마일 욕조의 편안함 속으로 빠져 보라. 고통과 통증을 완화시켜 주고 모든 몸의 근육을 풀어준다. 또한 피부를 부드럽게 해주는 특별한 능력이 있다. 역사 속 신성한 허브로, 그리스에서는 그 매력적인 사과향으로 '대지의 사과'라고 불리었다.

피부를 위한 타임 강장제 목욕. 발삼향은 피부에 생긴 문제들을 해결해 준다. 타임은 피부 살균제로서 혈액 순환을 자극하여 병균을 제거한다. 항박테리아, 항생작용, 항균제로 피부를 깨끗하게 하고 치료한다.

현대 의학의 주방 : 천국에서 온 식물들의 효력으로 당신과 당신의 가족, 친구들을 치료하는 훌륭한 열 가지 차.

허브 차 찬장을 주방에 만들고 싶지만 어디서부터 시작해야 할지 모르겠다면 이 열 가지의 멋진 차들을 고려해 보라. 전통적인 약용 허브들과 몇 가지 현대적인 허브들을 포함하고 있으며, 뿌리와 꽃, 열매, 식물 전체로부터 차의 균형을 맞출 수 있는 종류들이다. 그들은 여러 가지 질병을 치유시켜 주며 신체기관을 조절하여 질병에 대한 저항력을 키워준다.

황기 – 아미노산을 함유한 뿌리 차로 면역력을 회복시키고, 강력한 방어력을 유지해 준다. 또한 다른 차들의 기능을 증진시키는 데 쓸 수 있다.

캐모마일 – 밤에 긴장을 풀도록 돕는 향기로운 차이다. 위장 통증을 완화하고 신경을 이완시켜 잠이 들도록 한다. 또한 대장균과 싸운다.

크랜베리 – 비타민C, B복합체, 철, 칼슘이 많은 열매 차로 스트레스를 막아주는 영양제이다. 요로, 방광, 신장을 깨끗하게 한다.

민들레 – 독소를 제거하고 간을 조율하는 뿌리 혹은 잎차. 전해질 균형을 유지하도록 하는 칼륨을 포함한 자연산 이뇨제이다.

에키나세아 – 감기, 독감, 감염, 갑상선 부종, 염증을 위한 뿌리차. 피부염에 국부적인 세정제로 쓸 수 있다.

아이브라이트 – 컴퓨터 세대를 위한 차. 식물 전체가 눈의 피로를 풀고, 기운을 북돋우며, 머리를 맑게 하고 아주 평온한 집중력을 준다. 늦은 밤 회의 할 때, 사무실에서 마시는 차로 아주 훌륭하다.

페퍼민트 – 만병통치약으로 알려졌으며, 즉시 힘을 얻을 수 있는 차이다. 식물 전체가 고통과 두통, 긴장을 완화시킨다. 장거리 운전시 보온병어 넣어 마시면 아주 좋은 차이다. 잠들게 하지 않고 스트레스를 감소시켜 준다.

질경이 – 혈액을 해독시키는 잎차로 점막 소염제이다. 중독이나 유독한 상태인 응급시에 지니고 있기에 아주 훌륭한 차이다. 세정제나 혈관 압축제로서 상처를 정화한다.

강장 차 – 생명 에너지를 위한 차이며 몸 전체를 강화시켜 준다.

동양의 강장제 – 인삼 뿌리, 황기 뿌리

서양의 강장제 – 세이지 잎, 로즈메리 전체

남미의 강장제 – 수마 뿌리, 마테오 나무 잎

열 번째 차는? 당신이 특별히 원하는 차가 당신의 현대 의학 주방에 완벽한 마무리를 더해줄 것이다.

Chapter 5

건강을 위한 허브 가이드

건강을 위한 허브 가이드

자신의 몸 상태에 맞는 허브를 찾아 장점과 주의점을 비교한 후 직접 활용해 보자.

여기에 있는 A-Z 가이드에서, 현재 건강 상태에 적합하며 집에서 활용할 수 있는 가장 효과적인 허브 이름들을 찾아볼 수 있다.

현재 건강 상태가 속한 범주 내 각 허브에 관해 더 알기 위해 6장, 「현대 허브 차 정원」에 나와 있는 프로필을 참조하면 된다. 그곳에서 각 허브에 관한 정보, 사용된 유래와 지침을 얻을 수 있어 현명한 허브 소비자가 될 수 있다.

건강을 위한 허브 가이드에서 무엇을 알 수 있나?

A-Z 가이드에 있는 허브들은 다음과 같은 기준에 의해 선별되었다.

1. 특별한 질병에 사용하기에 최상인 허브.

2. 일반적으로 사용하기에 최상인 허브.

3. 허브 의약품 전통과 현재 약초본과 한의사들의 연구, 과학적
   연구 결과, 허브를 섭취하는 데 지침을 제공하는 다른 원천
   적인 정보와 자료들에 의해 가장 으뜸으로 추천되는 허브.

당신의 현재 건강 상태에 맞는 범주에 있는 각 허브들을 약간의 시간을 투자해서 찾아보라. 그 방법으로 그 범주에 있는 각 허브들의 장점과 주의점을 비교할 수 있고, 당신에게 특별히 맞거나 아니면 부적합한 특성을 발견할 수 있게 된다. 한 허브를 사용하기 전 그 허브에 대해 배우는 것이 당신의 건강을 지키는 것이 된다. 그것은 당신의 실수를 줄여 줄 뿐 아니라 최상의 치료 효과를 가져다 줄 것이다.

A-Z 가이드

농양(Abscesses)
   우엉(Burdock)
   금잔화(Calendula)
   에키나세아(Echinacea)

통증, 몸(Aches, Body)
   캐모마일 (Chamomile)
   불두화나무 껍질(Cramp bark)
   히솝(Hissop)
   마시멜로(Marshmallow)

산도, 산 역류(Acidity, Acid Reflux)
   캐트닙(Catnip)
   캐모마일(Chamomile)
   레몬(Lemon)
   털이풀(Meadowsweet)
   파파야(Papaya)
   파우다코(Pau d' Arco)
   질경이(Plantain)
   미끄럼느릅나무(Slippery Elm)
   스피어민트(Spearmint)
   예르바마테(Yerba Mate)

여드름(Acne, Blemishes)

    금잔화(Calendula)

    에키나세아(Echinacea)

    히드라스티스(Goldenseal)

    라벤더(Lavender)

    귀리(Oatstraw)

    붉은토끼풀(Red Clover)

    타임(Thyme)

    소리쟁이(Yellow Dock)

부신 건강(Adrenal Glands, Health)

    황기(Astragalus)

    인삼(Ginseng)

    감초(Licorice)

    로즈힙(Rose Hip)

    천마(Wild Yam)

    예르바마테(Yerba Mate)

흥분(Agitation)

    시계꽃(Passion Flower)

    황금(Skullcap)

공기 정화(Air Purifier)

    유칼립투스(Eucalyptus)

    라벤더(Lavender)

    타임(Thyme)

알코올 금단증상(Alcolol Withdrawal)

    큰엉겅퀴(Milk Thistle)

    시계꽃(Passion Flower)

    황금(Scullcap)

알레르기(Allergies)

    엘더(Elder)

    아이브라이트(Eye Bright)

    화란국화(Feverfew)

    은행나무(Ginkgo)

    히솝(Hissop)

    레몬밤(Lemon Balm)

    큰엉겅퀴(Milk Thistle)

    파슬리(Parsley)

    타임(Thyme)

치매(Alzheimer's Disease)

    은행나무(Ginkgo)

빈혈(Anemia)

    민들레(Dandelion)

    산사나무(Hawthorn)

    귀리(Oatstraw)

    파우다코(Pau d' Arco)

발목, 부어오름(Ankles, Swollen)

    루스쿠스아쿨레아투스

(Butcher's Broom)
민들레(Dandelion)
회향(Fennel)

식욕감퇴(Anorexia)
엉겅퀴(Blessed Thistle)

불안(Anxiety)
홉(Hops)
카바카바(Kava Kava)
레몬밤(Lemon Balm)
보리수(Linden Blossoms)
로즈메리(Rosemary)
세인트존스워트(St. Johns Wort)
버베인(Vervain)

강정제(Aphrodisiac)
다미아나(Damiana)
호로파(Fenugreek)
인삼(Ginseng)
로즈힙(Rose Hips)
수마(Suma)

식욕 촉진(Apetite Stimulant)
엉겅퀴(Blessed Thistle)
생강(Ginger)
톱야자(Saw Palmetto)

동맥(Arteries)
산사나무(Hawthorn)
레몬(Lemon)
백참나무(White Oak)

관절염(Arthritis)
알팔파/페퍼민트(Alfalfa/ Peppermint)
캐모마일(Chamomile)
계피(Cinnamon)
당귀(Dong Quai)
화란국화(Feverfew)
생강(Ginger)
주니퍼베리(Juniper Berries)
쐐기풀(Nettle)
은버들(White Willow)
천마(Wild Yam)
베토니(Wood Betony)

천식(Asthma)
화란국화(Feverfew)
은행나무(Ginkgo)
녹차(Green)
히솝(Hyssop)
레몬밤(Lemon Balm)
렁워트(Lungwort)
쐐기풀(Nettle)
파슬리(parsley)

질경이(Plantain)

타임(Thyme)

예르바산타(Yerba Santa)

무좀(Athlete's Foot)

히드라스티스(Goldenseal)

주니퍼베리(Juniper Berry)

타임(Thyme)

대머리(Balding)

로즈메리(Rosemary)

백참나무 껍질(White Oak
Bark)

서양톱풀(Yarrow)

야뇨증(Bed Wetting)

실금 부분 참조

**피임약 금단증상(Birth Control
Pills Withdrawal)**

체이스트베리(Chaste Berry)

당귀(Dong Quai)

**방광 자극 증상(Bladder
Irritation)**

캐모마일(Chamomile)

민들레(Dandelion)

에키나세아(Echinacea)

마시멜로(Marshmallow)

우바우르시(Uva Ursi)

서양톱풀(Yarrow)

손상(Blemishes)

여드름 부분 참조

조혈(Blood Building)

황기(Astragalus)

당귀(Dong Quai)

산사나무(Hawthorn)

쐐기풀(Nettle)

파우다코(Pau d' Arco)

로즈힙(Rose Hip)

혈액 정화(Blood Cleanser)

우엉(Burdock)

질경이(Plantain)

사르사파릴라(Sarsaparilla)

서양톱풀(Yarrow)

응혈(Blood Clots)

루스쿠스아쿨레아투스
(Butcher's Broom)

당귀(Dong Quai)

생강(Ginger)

혈압(Blood Pressure)

생강(Ginger)
인삼(Ginseng)
녹차(Green)
산사나무(Hawthorn)
서양톱풀(Yarrow)

혈당(Blood Sugar)
우엉(Burdock)
인삼(Ginseng)
녹차(Green)
마시멜로(Marshmallow)
세이지(Sage)

혈관(Blood Vessels)
화란국화(Feverfew)
세이지(Sage)

몸냄새(Body Odor)
페퍼민트(Peppermint)
스피어민트(Spearmint)

여드름(Boils)
우엉(Burdock)
민들레(Dandelion)
에키나세아(Echinacea)
큰엉겅퀴(Milk Thistle)
미끄럼느릅나무(Slippery Elm)

뼈 건강(Bone Health)
승마(Black Cohosh)
당귀(Dong Quai)
녹차(Green)
쇠뜨기(Horsetail)
사르사파릴라(Sarsaparilla)
대장염(Bowel Infection)
금잔화(Calendula)
에키나세아(Echinacea)
미끄럼느릅나무(Slippery Elm)

장 조절(Bowel Regulator)
아마(Flax)
미끄럼느릅나무(Slippery Elm)

두뇌 건강(Brain Health)
은행나무(Ginkgo)
인삼(Ginseng)
고투콜라(Gotu Kola)
파슬리(Parsley)
로즈메리(Rosemary)
베토니(Wood Betony)

호흡(Breath, Bad)
아니스(Anise)
페퍼민트(Peppermint)
스피어민트(Spearmint)

호흡곤란(Breathing Difficulties)
아이브라이트(Eyebright)
허하운드(Horehound)
히솝(Hyssop)
렁워트(Lungwort)
페퍼민트(Peppermint)
질경이(Plaintain)

기관지 확장(Bronchial Dilator)
녹차(Green)
타임(Thyme)

기관지 경련(Bronchial Spasms)
로즈메리(Rosemary)

기관지염, 기관지 건강
(Bronchitis, Bronchial Health)
에키나세아(Echinacea)
히솝(Hyssop)
허하운드(Horehound)
렁워트(Lungwort)
마시멜로(Marshmallow)
페퍼민트(Peppermint)
로즈메리(Rosemary)

멍듦(Bruises)
라벤더(Lavender)
로즈힙(Rose Hip)

화상(Burns)
알로에(Aloe)
캐모마일(Chamomile)
야생딸기(Wild Strawberry)

활액낭염(Bursitis)
쇠뜨기(Horsetail)
파슬리(Parsley)
은버들(White Willow)

암(Cancer)
면역, 일반 참조

칸디다균(Candida)
효모 감염 참조

구강염(Canker Sores)
히드라스티스(Goldenseal)
라즈베리(Raspberry)
셀룰라이트(Cellulite)
민들레(Dandelion)
당귀(Dong Quai)
생강(Ginger, 따뜻하게)
은행나무(Ginkgo)
고투콜라(Gotu Kola)
산사나무(Hawthorn)
쐐기풀(Nettle)
로즈힙(Rose Hips)

로즈메리(Rosemary)
베토니(Wood betony)

화학요법 회복기(Chemotherapy Recuperation)
황기(Astragalus)
큰엉겅퀴(Milk Thistle)
질병 회복 참조

기(氣) 강장제(Chi Tonic)
비트오렌지(Bitter Orange)
당귀(Dong Quai)
귀리(Oatstraw)
오미자(Schizandra)

수두(Chickenpox)
우엉(Burdock)
금잔화(Calendula)
갈퀴덩굴(Cleavers)

오한(Chills)
계피(Cinnamon)
생강(Ginger)

콜레스테롤 조절(Cholesterol Regulation)
생강(Ginger)
인삼(Ginseng)

녹차(Green)

금연 금단증상(Cigarette Withdrawal)
니코틴 금단증상 참조

순환(Circulation)
엉겅퀴(Blessed Thistle)
루스쿠스아쿨레아투스 (Butcher's Broom)
세이지(Sage)
타임(Thyme)
예르바산타(Yerba Santa)

수족냉증(Cold Hands and Feet)
계피(Cinnamon)
생강(Ginger)

감기(Colds)
에키나세아(Echinacea, 초기)
엘더(Elder)
생강/페퍼민트(Ginger/ Peppermint)
히드라스티스(Goldenseal, 만성)
레몬(Lemon)
질경이(Plantain, 울혈)

산통(Colic)

  라벤더(Lavender)

  레몬밤(Lemon Balm)

  페퍼민트(Peppermint)

대장염, 경련성 결장(Colitis,
Spastic Colon)

  히드라스티스(Goldenseal)

  홉(Hops)

  마시멜로(Marshmallow)

  파우다코(Pau d 'Arco)

  질경이(Plantain)

  미끄럼느릅나무(Slippery Elm)

집중력(Concentration)

  은행나무(Ginkgo)

  고투콜라(Gotu Kola)

  로즈메리(Rosemary)

  세이지(Sage)

가슴 울혈(Congestion, Chest)

  엘더(Elder)

  히솝(Hyssop)

  페퍼민트(Peppermint)

  타임(Thyme)

코 울혈(Congestion, Nasal)

  히솝(Hyssop)

  페퍼민트(Peppermint)

  타임(Thyme)

결막염(Conjunctivitis)

  아이브라이트(Eyebright)

  히드라스티스(Goldenseal)

  쇠뜨기(Horsetail)

  붉은토끼풀(Red Clover)

변비(Constipation)

  민들레(Dandelion)

  회향(Fennel)

  파파야(Papaya)

  미끄럼느릅나무(Slippery Elm)

변비, 만성(Constipation,
Stubborn)

  알로에/페퍼민트(Aloe/
    Peppermint)

  카스카라사그라다
    (Cascara Sagrada)

  차풀(Senna)

기침(Coughs)

  아니스(Anise)

  엘더(Elder)

  페퍼민트(Peppermint)

  붉은토끼풀(Red Clover)

미끄럼느릅나무(Slippery Elm)
야생체리(Wild Cherry)

쥐(Cramps)
승마(Black Cohosh)
캐모마일(Chamomile)
불두화나무 껍질(Cramp Bark)

낭종(Cysts)
금잔화(Calendula)
에키나세아(Echinacea)
마시멜로(Marshmallow)
파우다코(Pau d' Arco)
미끄럼느릅나무(Slippery Elm)
우바우르시(Uva Ursi)

방광염(Cystitis)
황기(Astragalus)
캐모마일(Chamomile)
민들레(Dandelion)
마시멜로(Marshmallow)
파우다코(Pau d' Arco)
미끄럼느릅나무(Slippery Elm)
우바우르시(Uva Ursi)

비듬(Dandruff)
캐트닙 린스(Catnip Rinse)
세이지 린스(Sage Rinse)

우울증(Depression)
인삼(Ginseng)
라벤더(Lavender)
레몬밤(Lemon Balm)
큰엉겅퀴(Milk Thistle)
귀리(Oarstraw)
로즈힙(Rose Hips)
세인트존스워트(St. Johns
Wort)
버베인(Vervain)

해독제(Detoxifier)
민들레(Dandelion)
질경이(Plantain)
서양톱풀(Yarrow)

당뇨, 인슐린 비의존성(Diabetes,
Non-Insulin-Dependent)
빌베리(Bilberry)
호로파(Fenugreek)
마시멜로(Marshmallow)

설사(Diarrhea)
빌베리(Bilberry)
라즈베리(Raspberry)

소화 장애/ 고민(Digestive
Disorders/Distress)

알팔파/페퍼민트(Alfalfa/
Peppermint)
아니스(Anise)
비트오렌지(Bitter Orange)
캐트닙(Catnip)
당귀(Dong Quai)
회향풀(Fennel)
호로파(Fenugreek)
화란국화(Feverfew)
홉(Hops)
털이풀(Meadowsweet)
파파야(Papaya)
미끄럼느릅나무(Slippery Elm)
서양톱풀(Yarrow)

이뇨제(Diuretic)
민들레(Dandelion)

게실염(Diverticulits)
호로파(Fenugreek)
파우다코(Pau d' Arco)
미끄럼느릅나무(Slippery Elm)

현기증(Dizziness)
생강(Ginger)
은행나무(Ginkgo)
라벤더(Lavender)
페퍼민트(Peppermint)

마약 금단증상(Drug Withdrawal)
캐트닙(Catnip)
큰엉겅퀴(Milk Thistle)
황금(Scullcap)

이질(Dysentery)
빌베리(Bilberry)
백참나무(White Oak)
은버들(Site Willow)

귀 울혈(Ear Congestion)
호로파(Fenugreek)
은행나무(Ginkgo)

습진(Eczema)
갈퀴덩굴(Cleavers)
히드라스티스(Goldenseal)
붉은토끼풀(Red Clover)
야생딸기(Wild Strawberry)
소리쟁이(Yellow Dock)

대장균 항균(E. Coli Fighter)
금잔화(Calendula)
캐모마일(Chamomile)
계피(Cinnamon)
크랜베리(Cranberry)
레몬그라스(Lemon Grass)
페퍼민트(Peppermint)

질경이(Plantain)

세인트존스워트(St. John's
  Wort)

우바우르시(Uva Ursi)

야생딸기(Wild Strawberry)

서양톱풀(Yarrow)

부종(Edema)

루스쿠스아쿨레아투스
  (Butcher's Broom)

민들레(Dandelion)

효소 강화(Enzyme Boost)

회향(Fennel)

호로파(Fenugreek)

화란국화(Feverfew)

생강(Ginger)

파파야(Papaya)

에스트로겐(Estrogens)

승마(Black Cohosh)

금잔화(Calendula(mild)

회향(Fennel(mild)

호로파(Fenugreek)

홉(Hops)

감초(licorice)

붉은토끼풀(Red Clover)

거담제(Expectorant)

엘더(Elder)

허하운드(Horehound)

히솝(Hyssop)

버바스컴(Mullein)

질경이(Plantain)

로즈힙(Rose Hips)

예르바산타(Yerba Santa)

눈(Eyes)

아이브라이트(Eye bright)

히드라스티스(Goldenseal)

쇠뜨기(Horsetail)

털이풀(Meadowsweet)

눈, 시력(Eyes, Vision)

빌베리(Bilberry)

회향(Fennel)

쥐오줌풀(Valerian)

기절(Fainting)

라벤더(Lavender)

피로(Fatigue)

황기(Astragalus)

인삼(Ginseng)

큰엉겅퀴(Milk Thistle)

귀리(Oatstraw)

파우다코(Pau d'Arco)
로즈힙(Rose Hips)
톱야자(Saw Palmetto)
미끄럼느릅나무(Slippery Elm)
수마(Suma)
예르바마테(Yerba Mate)

열(Fever)
우엉(Burdock)
에키나세아(Echinacea)
라벤더(Lavender)
레몬(Lemon)
서양톱풀(Yarrow)

유섬유종(Fibroids)
허하운드(Horehound)
히솝(Hyssop)
소리쟁이(Yellow Dock)

헛배부름(Flatulence)
가스 참조

독감(Flu)
금잔화(Calendula)
에키나세아(Echinacea)
엘더(Elder)
레몬밤(Lemon Balm)
타임(Thyme)

체액 균형(Fluid Balance)
황기(Astragalus)

수분 정체(Fluid Retention)
민들레(Dandelion)

골절(Fractures)
컴프리(Comfrey)

주근깨(Freckles)
엘더(Elder)

활성산소 조절(Free Radical Protection)
민들레(Dandelion)
인삼(Ginseng)
녹차(Green)
큰엉겅퀴(Milk Thistle)
파슬리(Parsley)
로즈힙(Rose Hips)
로즈메리(Rosemary)
세이지(Sage)

진균 감염(Fungal Infections)
히드라스티스(Goldenseal)
파우다코(Pau d'Arco)
타임(Thyme)

담낭(Gallbladder)
    민들레(Dandelion)
    파슬리(Parsley)
    페퍼민트(Peppermint)

담석(Gallstones)
    민들레(Dandelion)

가스(Flatulence)
    아니스(Anise)
    캐트닙(Catnip)
    계피(Cinnamon)
    회향(Fennel)
    파파야(Papaya)
    페퍼민트(Peppermint)

위장 장애(Gastric Distress)
    감초(Licorice)
    털이풀(Meadowsweet)
    파파야(Papaya)
    미끄럼느릅나무(Slippery Elm)

선(Glands)
    임파선 참조

임질(Gonorrhea)
    갈퀴덩굴(Cleavers)
    파우다코(Pau d' Arco)

통풍(Gout)
    산사나무(Hawthorn)
    주니퍼베리(Juniper Berries)
    사사프라스(Sassafras)
    야생딸기(Wild Strawberry)

방광 결석(Gravel)
    회향(Fennel)
    쇠뜨기(Horsetail)

성장발육(Growths)
    큰엉겅퀴(Milk Thistle)
    미끄럼느릅나무(Slippery Elm)

잇몸 질환(Gum Disorders)
    회향(Fennel)
    녹차(Green)

잇몸 출혈(Gums, Bleeding)
    쇠뜨기(Horsetail)
    라즈베리(Raspberry)

잇몸 감염(Gums, Infections)
    타임(Thyme)

잇몸 종창(Gums, Spongy)
    버베인(Vervain)
    백참나무껍질(White Oak Bark)

모발 건강(Hair Health)
　쇠뜨기(Horsetail)

탈모(Hair Loss)
　로즈메리(Rosemary)
　백참나무(White Oak Bark)
　서양톱풀(Yarrow)

숙취(Hangover)
　질경이(Plantain)
　사사프라스(Sassafras)

건초열(Hay Fever)
　엘더(Elder)
　아이브라이트(Eyebright)
　파슬리(Parsly)
　타임(Thyme)

두통(Headaches)
　화란국화(Feverfew)
　은행나무(Ginkgo)
　라벤더(Lavender)
　큰엉겅퀴(Milk Thistle)
　파슬리(Parsley)
　로즈메리(Rosemary)
　베토니(Wood Betony)

심장, 부정맥(Heart, Arrhythmia)
　산사나무(Hawthorn)
　로즈메리(Rosemary)

심장 건강(Heart Health)
　황기(Astragalus)
　금잔화(Calendula)
　당귀(Dong Quai)
　생강(Ginger)
　은행나무(Ginkgo)
　산사나무(Hawthorn)
　익모초(Motherwort)

심계항진(Heart Palpitations)
　인삼(Ginseng)
　산사나무(Hawthorn)
　보리수(Linden Blossoms)
　익모초(Motherwort)
　페퍼민트(Peppermint)

심박동(Heart Rate)
　산사나무(Hawthorn)

가슴앓이(Heartburn)
　캐트닙(Catnip)
　계피(Cinnamon)
　페퍼민트(Peppermint)
　세이지(Sage)
　미끄럼느릅나무(Slippery Elm)

출혈(Hemorrhaging)
쇠뜨기(Horsetail)

치질(Hemorrhoids)
루스쿠스아쿨레아쿠스
(Butcher's Broom)
히드라스티스(Goldenseal)
쇠뜨기(Horsetail)
질경이(Plantain)
서양톱풀(Yarrow)

간염(Hepatitis)
민들레(Dandelion)
큰엉겅퀴(Milk Thistle)
야생딸기(Wild Strawberry)

단순포진(Herpes Simplex)
금잔화(Calendula)
히솝(Hyssop)
주니퍼베리(Juniper Berries)
백참나무(White Oak)

딸꾹질(Hiccoughs)
스피어민트(Spearmint)

호르몬 균형(Hormone Balance)
황기/당귀(Astragalus/
Dong Quai)

체이스트베리(Chaste Berry)
고투콜라(Gotu Kola)
톱야자(Saw Palmetto)

고혈압(Hypertension)
산사나무(Hawthorn)
가시오가피(Siberian Ginseng)
수마(Suma)

저혈당(Hypoglycemia)
민들레(Dandelion)
서양톱풀(Yarrow)

히스테리(Hysteria)
홉(Hops)
세인트존스워트(St. John's
Wort)
쥐오줌풀(Valerian)

**후천성 면역 결핍증(Immune
Deficiency Disease, Acquired)**
황기(Astagalus)
에키나세아(Echinacea)
파우다코(Pau d'Arco)
세인트존스워트(St. John's
Wort)

면역(Immunity)

황기(Astragalus)
에키나세아(Echinacea)
은행나무(Ginkgo)
인삼(Ginseng)
녹차(Green)
마시멜로(Marshmallow)
귀리(Oatstraw)
파우다코(Pau d' Arco)
로즈힙(Rose Hips)
수마(Suma)

농가진(Impetigo)
히드라스티스(Goldenseal)

발기부전(Impotence)
인삼(Ginseng)
사르사파릴라(Sarsaparilla)
톱야자(Saw Palmetto)

실금(Incontinence)
다미아나(Damiana)
쇠뜨기(Horestail)
세인트존스워트(St. John's Wort)

소화불량(Indigestion)
아니스(Anise)
비트오렌지(Bitter Orange)

캐트닙(Catnip)
민들레(Dandelion)
호로파(Fenugreek)
레몬버베나(Lemon Verbena)
감초(Licorice)
파파야(Papaya)
세이지(Sage)

감염(Inflammation)
금잔화(Calendula)
당귀(Dong Quai)
감초(Licorice)
마시멜로(Marshmallow)
털이풀(Meadowsweet)
은버들(White Willow)

불면증(Insomnia)
캐트닙(Catnip)
캐모마일(Chamomile)
홉(Hops)
레몬밤(Lemon Balm)
감초(Licorice)
시계꽃(Passion Flower)
쥐오줌풀(Valerian)

인슐린 생성(Insulin Production)
민들레(Dandelion)

인터페론 생성(Interferon Production)
    황기(Astragalus)
    에키나세아(Echinacea)

장 건강(Intestinal Health)
    빌베리(Bilberry)
    우엉(Burdock)
    아마(Flax)
    마시멜로(Marshmallow)
    파우다코(Pau d' Arco)
    미끄럼느릅나무(Slippery Elm)

과민성장증후군(Irritable Bowel Syndrome)
    캐모마일(Chamomile)
    홉(Hops)
    천마(Wild Yam)

황달(Jaundice)
    금잔화(Calendula)

신경과민(Jitters)
    황금(Scullcap)

관절, 석회화(Joints, Calcification)
    우엉(Burdock)
    당귀(Dong Quai)

히솝(Hyssop)
서양톱풀(Yarrow)

신장 건강(Kidney Health)
    크랜베리(Cranberry)
    다미아나(Damiana)
    산사나무(Hawthorn)
    쇠뜨기(Horsetail)
    마시멜로(Marshmallow)
    질경이(Plantain)
    라즈베리(Raspberry)

신장 결석(Kidney Stones)
    비트오렌지(Bitter Orange)
    갈퀴덩굴(Cleavers)
    쇠뜨기(Horsetail)

후두염(Laryngitis)
    회향(Fennel)
    라벤더(Lavender)
    마시멜로(Marshmallow)
    페퍼민트(Peppermint)

후두염(Larynx Inflammation)
    마시멜로(Marshmallow)
    예르바산타(Yerba Santa)

완하제(Laxative)

알팔파(Alfalfa)

카스카라사그라다(Cascara
　　　Sagrada)

아마(Flax)

센나(Senna)

소리쟁이(Yellow Dock)

학습 장애(Learning Impaired)

고투콜라(Gotu Kola)

**성욕(남성, 여성)(Libido, Both
Sexes)**

다미아나(Damiana)

인삼(Ginseng)

사르사파릴라(Sarsaparilla)

톱야자(Saw Palmetto)

오미자(Schizandra)

예르바마테(Yerba Mate)

이(Lice)

라벤더(Lavender)

간 건강(Liver Health)

민들레(Dandelion)

당귀(Dong Quai)

큰엉겅퀴(Milk Thistle)

파슬리(Parsley)

장수(Longevity)

은행나무(Ginkgo)

인삼(Ginseng)

천마(Wild Yam)

**소장 염증(Lower Bowel
Inflammatory)**

크랜베리(Calendula)

미끄럼느릅나무(Slippery Elm)

요통(Lumbago)

은버들(White Willow)

폐 건강(Lungs, Health)

은행나무(Ginko)

허하운드(Horehound)

히솝(Hyssop)

렁워트(Lungwort)

버바스컴(Mullein)

질경이(Plantain)

예르바마테(Yerba Mate)

루푸스(Lupus)

히드라스티스(Goldenseal)

파우다코(Pau d' Arco)

임파선 건강(Lymph Glands, Health)

금잔화(Calendula)

갈퀴덩굴(Cleavers)
에키나세아(Echinacea)
파파야(Papaya)
파우다코(Pau d' Arco)
소리쟁이(Yellow Dock)

임파선, 부종(Lymph Glands, Swollen)
금잔화(Calendula)

자성(Magnetism)
쇠뜨기(Horsetail)

홍역(Measles)
우엉(Burdock)
금잔화(Calendula)
갈퀴덩굴(Cleavers)
히드라스티스(Goldenseal)

기억력(Memory)
은행나무(Gingko)
고투콜라(Gotu Kola)
산사나무(Hawthorn)
로즈메리(Rosemary)
세이지(Sage)

수막염(Meningitis)
히드라스티스(Goldenseal)

갱년기(Menopause)
엉겅퀴(Blessed Thistle)
승마(Black Cohosh)
체이스트베리(Chaste Berry)
당귀(Dong Quai)
익모초(Motherwort)
세이지(Sage)
사르사파릴라(Sarsaparilla)
수마(Suma)
천마(Wild Yam)

월경 불순(Menstruation, Disorders)
익모초(Motherwort)

생리, 과출혈(Menstruation, Heavy Bleeding)
히드라스티스(Goldenseal)
서양톱풀(Yarrow)

생리 조절(Menstruation, Regulation)
체이스트베리(Chaste Berry)
당귀(Dong Quai)

월경, 월경 기간 조절 (Menstruation, Suppressed)
엉겅퀴(Blessed Thistle)

화란국화(Feverfew)

대사(Metabolism)
블래더랙(Bladderwrack)
생강(Ginger)
사르사파릴라(Sarsaparilla)

편두통(Migraines)
화란국화(Feverfew)
라벤더(Lavender)
쐐기풀(Nettle)

멀미(Motion Sickness)
생강(Ginger)
페퍼민트(Peppermint)
스피어민트(Spearmint)

입병(Mouth sores)
빌베리(bilberry)
히드라스티스(Goldenseal)
타임(Thyme)

점액성 분비물(Mucous
Conditions)
히드라스티스(Goldenseal)
질경이(Pantain)
미끄럼느릅나무(Slippery Elm)

근육통, 긴장(Muscle Aches,
Tension)
캐모마일(Chamomile)
불두화나무 껍질(Cramp Bark)
히솝(Hyssop)
마시멜로(Marshmallow)
세인트존스워트(St. John's
Wort)
천마(Wild Yam)

근육 긴장도(Muscle Tone)
다미아나(Damiana)
당귀(Dong Quai)
호로파(Fenugreek)
마시멜로(Marshmallow)
라즈베리(Raspberry)
수마(Suma)

다발성경화증(Multipple
Sclerosis)
귀리(Oatstraw)
파우다코(Pau d'Arco)

손톱 무좀(Nail Fungus)
히드라스티스(Goldenseal)
타임(Thyme)

손톱 건강(Nails, Health)

쇠뜨기(Horsetail)

비염(Nasal Infection)
베이베리(Bayberry)
히드라스티스(Goldenseal)
타임(Thyme)

오심(Nausea)
생강(Ginger)
페퍼민트(Peppermint)
스피어민트(Spearmint)

신경, 신경성 긴장(Nerves, Nervous Tension)
다미아나(Damiana)
홉(Hops)
라벤더(Lavender)
익모초(Motherwort)
시계꽃(Passion Flower)
페퍼민트(Peppermint)
로즈힙(Rose Hips)
로즈메리(Rosemary)
톱야자(Saw Plametto)
황금(Scullcap)
세이트존스워트(St. John's Wort)

신경통(Nerve Pains)

세인트존스워트(St. John's Wort)

신경성 질환(Nervous Disoreders, All)
익모초(Motherwort)
황금(Scullcap)
세인트존스워트(St. John's Wort)
은버들(White Willow)
베토니(Wood Betony)

니코틴 금단증상(Nicotine Withdrawal)
캐트닙(Catnip)
큰엉겅퀴(Milk Thistle)
황금(Scullcap)

야맹증(Night Blindness)
빌베리(Bilberry)

야한증(Night Sweats)
세이지(Sage)

코피(Nosebleed)
쇠뜨기(Horsetail)
서양톱풀(Yarrow)

비만, 과체중(Obesity, Overweight)
- 블래더랙(Bladderwrack)
- 회향(Fennel)
- 파파야(Papaya)
- 로즈메리(Rosemary)
- 톱야자(Saw Palmetto)

난소 건강(Ovaries, Health)
- 버바스컴(Mullein)

일반적인 통증(Pain, General)
- 승마(Black Cohosh)
- 캐모마일(Chamomile)
- 불두화나무 껍질(Cramp Bark)
- 홉(Hops)
- 라벤더(Lavender)
- 레몬밤(Lemon Balm)
- 시계꽃(Passion Flower)
- 쥐오줌풀(Valerian)

췌장 건강(Pancreas, Health)
- 우바우르시(Uva Ursi)

공포(Panic)
- 황금(Scullcap)

기생충(Parasites)
- 알로에(Aloe)
- 흑호두나무(Black Walnut)
- 갈퀴덩굴(Cleavers)
- 파우다코(Pau d' Arco)
- 타임(Thyme)

골반 감염(Pelvic Infections)
- 금잔화(Calendula)
- 파우다코(Pau d' Arco)

소화성 궤양(Peptic Ulcers)
- 캐모마일(Chamomile)

담, 가래(Phlegm)
- 엘더(Elder)
- 화란국화(Feverfew)
- 히드라스티스(Goldenseal)
- 허하운드(Horehound)
- 히솝(Hyssop)
- 질경이(Plantain)
- 로즈힙(Rose Hips)

유행성 결막염(Pink Eye)
- 캐모마일(Chamomile)
- 히드라스티스(Goldenseal)

뇌하수체 건강(Pituitary Health)

우엉(Burdock)
인삼(Ginseng)
고투콜라(Gotu Kola)

생리전증후군(PMS)
캐트닙(Catnip)
체이스트베리(Chaste Berry)
당귀(Dong Quai)
홉(Hops)
익모초(Motherwort)
라즈베리(Raspberry)

생리전증후군 두통(PMS Headaches)
화란국화(Feverfew)

폐렴(Pneumonia)
생강(Ginger)
라벤더(Lavender)
파파야(Papaya)
세이지(Sage)
세인트존스워트(St. John's Wort)
딸기(Strawberry)
타임(Thyme)
우바우르시(Uva Ursi)

해독제(Poisons, Antidote)

민들레(Dandelion)
큰엉겅퀴(Milk Thistle)
질경이(Pantain)

덩굴옻나무(Poison Ivy)
질경이(Plantain)

황체호르몬(Progesterone)
사르사파릴라(Sarsaparilla)
천마(Wild yam)

전립선 이상(Prostate Problems)
부큐(Buchu)
민들레(Dandelion)
파우다코(Pau d' Arco)
질경이(Plantain)
톱야자(Saw Palmetto)

단백질 결핍(Protein Deficiency)
우엉(Burdock)
호로파(Fenugreek)
마시멜로(Marshmallow)
미끄럼느릅나무(Slippery Elm)
수마(Suma)

건선(Psoriasis)
갈퀴덩굴(Cleavers)
파우다코(Pau d' Arco)

붉은토끼풀(Red clover)

사르사파릴라(Sarsaparilla)

소리쟁이(Yellow Dock)

방사선 화상(Radiation Burns)

알로에(Aloe)

방사선 회복(Radiation Recuperation)

황기(Astragalus)

에키나세아(Echinacea)

질병 회복 참조

발진(Rashes)

히드라스티스(Goldenseal)

타임(Thyme)

질병 회복(Recuperation From Illness)

황기(Astragalus)

에키나세아(Echinacea)

은행나무(Ginko)

녹차(Green)

마시멜로(Marshmallow)

털이풀(Meadowsweet)

큰엉겅퀴(Milk Thistle)

귀리(Oatstraw)

로즈힙(Rose Hips)

세이지(Sage)

미끄럼느릅나무(Slippery Elm)

야생딸기(Wild Strawberry)

호흡기 질환(Respiratory Disorders)

아이브라이트(Eyebright)

히드라스티스(Goldenseal)

히솝(Hyssop)

타임(Thyme)

류머티즘(Rheumatism)

승마(Black Cohosh)

블래더랙(Bladderwrack)

파란노루삼(Blue Cohosh)

우엉(Burdock)

계피(Cinnamon)

민들레(Dandelion)

당귀(Dong Quai)

히솝(Hyssop)

레몬(Lemon)

털이풀(Meadowsweet)

은버들(White Willow)

야생딸기(Wild Strawberry)

백선, 버짐(Ringworm)

히드라스티스(Goldenseal)

파우다코(Pau d' Arco)

질경이(Plantain)
타임(Thyme)

살리실린산염(Salicylates)
승마(Black Cohosh)
캐모마일(Chamomile)
털이풀(Meadowsweet)
은버들 껍질(White Willow Bark)

살모넬라(Salmonella)
빌베리(Billberry)
히드라스티스(Goldenseal)
타임(Thyme)

옴(Scabies)
파우다코(Pau d' Arco)
질경이(Plantain)

두피 건조, 소양증(Scalp, Dry, Itchy)
주니퍼베리(Juniper Berries)

두피 자극(Scalp, Stimulant)
로즈메리(Rosemary)

좌골신경통(Sciatica)
화란국화(Feverfew)

세인트존스워트(St. John's Wort)
베토니(Wood Betony)

배멀미(Seasickness)
생강(Ginger)
페퍼민트(Peppermint)
스피어민트(Spearmint)

지루증(Seborrhea)
갈퀴덩굴(Cleavers)
히드라스티스(Goldenseal)

진정제(Sedative)
캐트닙(Catnip)
홉(Hops)
레몬(Lemon)
익모초(Motherwort)
버바스컴(Mullein)
시계꽃(Passion Flower)
버베인(Vervain)

대상포진(Shingles)
질경이(Plantain)
사르사파릴라(Sarsaparilla)

코막힘(Sinus Congestion)
베이베리(Bayberry)

호로파(Fenugreek)
화란국화(Feverfew)
히드라스티스(Goldenseal)
질경이(Plantain)
타임(Thyme)

피부 건강(Skin Heath)
질경이(Calendula)
갈퀴덩굴(Cleavers)
에키나세아(Echinacea)
홉(Hops)
라벤더(Lavender)
귀리(Oatstraw)
붉은토끼풀(Red Clover)
로즈힙(Rose Hips)
타임(Thyme)
은버들(White Willow)

피부 조직 재생(Skin Repair, Tissues)
쇠뜨기(Horsetail)
라벤더(Lavender)
귀리(Oatstraw)

피부 수렴제(Skin Softener)
캐모마일(Chamaomile)
에키나세아(Echinacea)
마시멜로(Marshmallow)

수면(Sleep)
불면증 참조

척추신경 건강(Spinal Nerves, Health)
히드라스티스(Goldenseal)
익모초(Motherwort)
예르바마테(Yerba Mate)

정신 건강 증진(Spirit Lifters)
아이브라이트(Eyebright)
레몬밤(Lemon Balm)
큰엉겅퀴(Milk Thistle)
페퍼민트(Peppermint)
로즈힙(Rose Hips)
서양톱풀(Yarrow)

비장 건강(Spleen, Health)
회향(Fennel)
생강(Ginger)
큰엉겅퀴(Milk Thistle)
파우다코(Pau d' Arco)
우바우르시(Uva Ursi)
백참나무 껍질(White Oak Bark)

염좌(Sprains)
컴프리(Comfrey)

버베인(Vervain)

정력(Stamina)
알팔파/페퍼민트(Alfalfa/
Peppermint)
우엉(Burdock)
인삼(Ginseng)
오미자(Schizandra)
예르바마테(Yerba Mate)

**스테로이드 후유증(Steroid
Withdrawal)**
황기(Astragalus)
보리지(Borage)
감초(Licorice)
천마(Wild Yam)

소화불량(Stomach Discomfort)
아니스(Anise)
당귀(Dong Quai)
회향(Fennel)
호로파(Fenugreek)
파파야(Papaya)
페퍼민트(Peppermint)

위염(Stomach Inflammation)
금잔화(Calendula)
미끄럼느릅나무(Slippery Elm)

체력(Strength)
알팔파/페퍼민트(Alfalfa/
Peppermint)
보리지(Borage)
회향(Fennel)
귀리(Oatstraw)
파우다코(Pau d' Arco)

연쇄구균(Streptococcus)
엉겅퀴(Blessed Thistle)
금잔화(Calendula)
생강(Ginger)
은행나무(Ginko)
쇠뜨기(Horsetail)
라벤더(Lavender)
감초 뿌리(Licorice Root)

스트레스(Stress)
캐트닙(Catnip)
인삼(Ginseng)
카바카바(Kava Kava)
감초(Licorice)
페퍼민트(Peppermint)
버베인(Vervain)
예르바마테(Yerba Mate)

뇌졸중(Stroke)
은행나무(Ginko)

햇볕에 탐(Sunburn)
 알로에(Aloe)
 캐모마일(Chamomile)
 야생딸기(Wild Srawberry)

땀(Sweating)
 세이지(Sage)

치아 건강(Teeth, Healthy)
 녹차(Green)

테니스엘보(Tennis Elbow)
 세인트존스워트(St.Johns' s
 Wort)

긴장(Tension)
 신경성 긴장 참조

고환 건강(Testes Health)
 버바스컴(Mullein)
 톱야자(Saw Plametto)

테스토스테론(Testosterone)
 다미아나(Damiana)
 사르사파릴라(Sarsaparilla)

인후염(Throat Inflammation)
 빌베리(Bilberry)

엘더(Elder)
라벤더(Lavender)
마시멜로(Marshmallow)
타임(Thyme)

인후통(Throat, Sore)
 빌베리(Billberry)
 엘더(Elder)
 히드라스티스(Goldenseal)
 라벤더(Lavender)
 타임(Thyme)

아구창(Thrush)
 베이베리(Bayberry)
 히드라스티스(Goldenseal)

갑상선 건강(Thyroid Health)
 블래더랙(Bladderwrack)
 고투콜라(Gotu Kola)
 귀리(Oatstraw)

조직 재생(Tissue Repair)
 쇠뜨기(Horsetail)
 마시멜로(Marshmallow)

편도염(Tonsilitis)
 엘더(Elder)
 세이지(Sage)

타임(Thyme)

치통(Tooth Ache)
페퍼민트(Peppermint)

신경안정제(Tranquilizer)
캐모마일(Chamomile)
카바카바(Kava Kava)
세인트존스워트(St. John's Wort)
쥐오줌풀(Valerian)

떨림(Tremors)
익모초(Motherwort)

종양(Tumors)
면역 참조

경련(Twitching)
시계꽃(Passion Flower)
황금(Scullcap)

궤양(Ulcers)
히드라스티스(Goldenseal)
쇠뜨기(Horsetail)
감초(Licorice)
파파야(Papaya)
미끄럼느릅나무(Slippery Elm)

요도염(Urethritis)
우바우르시(Uva Ursi)

요산 생성(Uric Acid Bulidup)
우엉(Burdock)
우바우르시(Uva Ursi)
버베인(Vervain)

요결석(Urinary Stones)
민들레(Dandelion)
회향(Fennel)

요로감염(Urinary Tract Infections)
빌베리(Bilberry)
갈퀴덩굴(Cleavers)
크랜베리(Cranberry)
민들레(Dandeliion)
쇠뜨기(Horsetail)
라즈베리(Raspberry)
로즈힙(Rose Hips)
톱야자(Saw Palmetto)
타임(Thyme)
우바우르시(Uvr Ursi)

소변시 통증(Urination, Painful)
쇠뜨기(Horsetail)
주니퍼베리(Juniper Berries)
마시멜로(Marshmallow)

우바우르시(Uva Ursi)

질염(Vaginal Infections)
히드라스티스(Goldenseal)
주니퍼베리(Juniper Berries)
파우다코(Pau d' Arco)

정맥류(Varicose Veins)
은행나무(Ginkgo)
베토니(Wood Betony)
서양톱풀(Yarrow)

성병(Venereal Disease)
사르사파릴라(Indian,
Sarsaparilla)
백참나무 껍질(White Oak
Bark)

현기증(Vertigo)
엉겅퀴(Blessed Thistle)
은행나무(Gingko)
로즈메리(Rosemary)
베토니(Wood Betony)

원기(Vigor)
루스쿠스아쿨레아투스
(Butcher's Broom)
인삼(Ginseng)

고투콜라(Gotu Kola)
파우다코(Pau d' Arco)
로즈힙(Rose Hips)
예르바마테(Yerba Mate)

바이러스(Viruses)
금잔화(Calendula)
계피(Cinnamon)
당귀(Dong Quai)
에키나세아(Echinacea)
히드라스티스(Goldenseal)
녹차(Green)
레몬밤(Lemon Balm)
파우다코(Pau d 'Arco)
세인트존스워트(St. John's
Wort)

시력(vision)
눈 참조

활력(Vitality)
당귀(Dong Quai)
인삼(Ginseng)
큰엉겅퀴(Milk Thistle)
귀리(Oatstraw)
로즈메리(Rosemary)
수마(Suma)
예르바마테(Yerba mate)

구토증(Vomiting)
캐모마일(Chamomile)
라벤더(Lavender)
질경이(Plantain)

날씨에 대한 내성(Weather Tolerance)
황기(Astragalus)
생강(Ginger, 따뜻하게)

체중 조절(Weight Control)
알팔파(Alfalfa)
민들레(Dandelion)
생강(Ginger)
파파야(Papaya)
로즈메리(Rosemary)
톱야자(Saw Palmetto)

벌레(Worms)
알로에(Aloe)
화란국화(Feverfew)
홉(Hops)
허하운드(Horehound)
미끄럼느릅나무(Slippery Elm)
타임(Thyme)

상처(Wounds)
알로에(Aloe)

히드라스티스(Goldenseal)
쇠뜨기(Horsetail)
미끄럼느릅나무(Slippery Elm)
서양톱풀(Yarrow)

효모 감염(Yeast Infection)
엉겅퀴(Blessed Thistle)
체이스트베리(Chaste Berry)
계피(Cinamon)
갈퀴덩굴(Cleavers)
당귀(Dong Quai)
생강(Ginger)
히드라스티스(Goldenseal)
파슬리(Parsley)
파우다코(Pau d' Arco)
로즈메리(Rosemary)
세이지(Sage)
타임(Thyme)
백참나무 껍질(White Oak Bark)

Chapter 6

현대 허브 차 정원

현대 허브 차 정원

이제 신발을 벗어버리고, 몸을 편안하게 하여, 상쾌한 민트 차 한 컵을 마시면서 눈부신 허브 정원 속으로 떠나 보라.

허브의 유래와 약효에 대한 지식을 포함하여 허브의 진정한 의미를 알게 된다면, 허브가 정원으로부터 온 한아름의 선물이란 것을 알게 될 것이다. 「현대 허브 차 정원」은 허브에 대한 정보를 알고자 하는 사람들에게 필요한 여러 가지 자료들을 제공한다.

일반 명칭 : 허브의 일반적인 명칭과 허브들이 일반적으로 불리는 또 다른 이름들을 소개한다.

라틴명 : 허브의 라틴어 이름은 공식적인 약초를 의미한다. 예를 들어, 로즈메리 종류는 매우 많지만 '로즈메리너스 오피시널리스 (*rosemarinus officinalis*)' 만이 약초로 간주된다. 이는 일반적인 명칭 대신에 라틴명이 허브요법의 재료로 쓰이고 있기 때문에 적절한 의료용 허브를 얻을 수 있도록 해준다. 이는 또한 잘못된 처방으로부터

당신을 보호할 수 있을 것이다. 허브요법에서는 특정한 허브를 쓰고 있으며 라틴명을 사용한다. 당신은 그 이름을 공식적인 의약품과 비교하여 확실히 구별할 수 있다.

과학 문헌이나 인터넷에서 특정한 허브를 조사하여 허브의 추가적인 정보를 찾는다면 라틴명은 매우 중요하다. 허브에 관한 기술적인 문헌에서는, 라틴명이 흔히 유일하게 쓰이는 명칭이다. 만약 일반적인 명칭으로 정보를 찾는 데 실패한다면, 라틴명을 써라.

프로필 : 각각의 프로필은 허브 설명과 그 최상의 용도를 제공한다. 이것은 많은 허브들이 유사하고 흔한 용법을 갖고 있으나 그 중 몇 가지 허브만이 특정한 사용법에 잘 맞는 성질을 갖고 있으므로 혼란과 시간을 절약하게 해준다. 예를 들어, 많은 허브들은 신체의 유동적인 균형을 안정시키는 데 도움을 주는 부드러운 이뇨제의 특성을 가지고 있지만, 민들레는 칼륨을 운반하는 이뇨제 허브로 칼륨 유실로부터 보호해준다. 이런 경우에, 민들레는 이뇨제의 효용성과 더불어 다른 어떤 허브보다 낫다. 허브의 최고 용도에 초점을 맞추면, 치료를 위한 효과적인 선택을 할 수 있다.

주의 : 결과적으로는 허브가 효과적일 것이라고 생각하지만 어떤 사람에게는 맞지 않거나, 높은 복용량이 위험할 수 있어 각각의 허브 프로필 끝에 주의사항을 기록하여 제한하고 있다. 허브를 복용하는 것만큼이나 복용하지 말아야 할 이유를 아는 것도 중요하다. 의심이 든다면, 주의 사항이 가장 적은(혹은 없는) 안전한 허브를 선택하여 건강을 유지하라.

유용한 부위 : 어떤 특정한 부분만이 의학적인 목적으로 사용되며 이는 허브마다 다양하다. 허브의 어떤 부분이 사용되는지를 앎

으로써 치료에 적절한 부분을 사용할 수 있다.

　　성분과 효능 : 당신은 많은 허브들이 가진 풍부한 영양소를 발견하고 놀라게 될지도 모른다. 또한 당신이 원하거나 필요로 하지 않을지도 모르는 허브의 특성이나 어떤 비타민과 미네랄을 발견하게 될 수도 있다. 허브의 효용성과 특성을 앎으로써 말로 전해지는 주장이나 추천들 대신에 정보에 의존할 수 있는 현대적인 허브 소비자가 될 수 있다. 이는 위험을 피하고 허브요법의 절정에 도달하게 도와준다. 이제 신발을 벗어버리고, 몸을 편안하게 하여, 상쾌한 민트 차 한 컵을 마시면서 현대 허브 정원의 경이로움에 눈을 뜨고 그 눈부신 행복 속으로 떠나 보라. 영국에서, 민트는 모든 것을 치료한다고 하여 사랑받는다.

알팔파(자주개자리)   *Medicago sativa*

최고급 허브 *Alfalfa*

아라비아 원산으로 콩과(科)이다. 작고 갈라진 잎을 가지고 있으며 클로버와 흡사한 자주색 꽃이 핀다. 그리고 독특한 나선형 주머니가 있으며, 미네랄을 흡수하기 위해 흙 속으로 깊게 뻗어 있는 긴 뿌리가 있다. 아라비아 말들은 세계에서 가장 높은 평가를 받는 종이고 그들을 통해 아라비아인들이 알팔파의 효용성을 처음으로 발견했다. 알팔파가 말들을 빠르고 강하게 만드는 것을 보고, 아라비아인들 스스로도 섭취하기 시작했다. 이 식물은 '모든 음식의 아버지'로 알려지게 되었다.

알팔파-민트 차 ___

알팔파는 체력을 유지하고 힘을 위해 복용하는 최고의 식물이고, 페퍼민트는 차에 향과 공동 상승작용을 가져다준다. 알팔파 차봉지 한 개와 페퍼민트 차봉지 한 개를 함께 담그고 이 혼합물을 얼음과 함께 긴 유리잔에 따른다.

영양 강장제. 필수 아미노산 8가지와 비타민A, E, K, B, D, 인, 철, 칼륨, 염소, 나트륨, 규소, 마그네슘, 베타 카로틴을 함유하고 있다.

건강과 체중 조절. 자연산 이뇨제이고 완하제(緩下劑)로서 조직을 깨끗하게 하고, 소화력을 증진시키며 장관을 적절한 상태로 유지해준다. 이러한 이점들 때문에, 체중을 감량하는 용도로 쓰였다.

비타민K. 비타민K의 원천이고, 응혈, 탄수화물 저장, 간의 활기와 수명을 위해 필요하다. 보통 비타민K는 소화의 부산물로 저장되어 있으며 몸속 장내세균층에 의해 생산된다. 우리 몸은 비타민K의 적은 양만을 필요로 하며, 특별한 환경을 제외하고는 결핍이 드물다. 습관적인 아스피린과 알코올, 마약 복용은 비타민K 공급을 망가뜨릴 수 있다. 게다가, 대장염과 같은 만성적인 장 질병들은 장내세균층이 비타민K를 생성해내는 것을 방해한다. 항생제는 세균과 함께 비타민K를 파괴할 수 있다. 이런 경우에, 알팔파 차가 도움이 된다.

주의 : 자가면역 장애가 있는 사람들에게는 권하지 않는다.

유용한 부위 : 잎

성분 : 비타민, 단백질, 미네랄

효능 : 영양제, 완하제, 강장제, 건위제, 이뇨제

알로에베라 *Aloe barbadenis*

백합에서 추출한 즙 *Aloe Vera*

백합과의 즙이 많은 품종이다. 흔히 사막의 백합이라고 불리며 섬유질의 뿌리와 뾰족하고 신선한 잎이 젤과 즙을 생산한다. 열대 아프리카가 원산이며 아직도 야생에서 자라고 있지만 서인도 제도와 지중해 연안 국가들에서는, 상업을 위해 따로 고안된 알로에 농원에서 재배되어 번창하고 있다.

다년생 알로에는 200여 종 이상이 있는데 알로에베라만이 순종 알로에로 간주되고 있다. 순종 알로에는 잎을 잘랐을 때 노르스름한 즙을 만들어 낸다. 용설란이라고 불리는 미국종 알로에는 순종이 아니고 의학적으로 쓰이지 않으므로 많은 사람들이 하는 것처럼 베인데, 혹은 화상에 사용할 실내 화분용 화초를 사는 중이라면 알로에를 확인해 보라. 순종 알로에는 즙을 만드는 데 2년에서 3년이 걸리므로, 잎의 가장자리를 따라 가시가 많이 나있는 성숙한 식물을 찾아야 한다. 알로에 즙 색깔은 식물이 어디서 자랐느냐에 따라서, 즙을 추출한 방식에 따라서 다르다. 젤과 즙은 둘 다 알로에 잎에서 나온다. 원칙적으로, 젤은 체내에 쓰이지 않지만 즙은 내복용으로 오랜 역사를 가지고 있다.

변비와 소화불량. 알로에 차는 소화를 돕는다고 인정을 받고 있다. 특히 극심한 혹은 만성적인 변비에 효과적이다. 내장을 안정시키고, 위장을 강화시키는 역할을 하며 대장에 활기를 준다. 또한 규칙적인 소화를 돕는 담즙 흐름을 증진시킨다. 인도에서는 기운을 북돋우는 술을 만들 때 알로에 젤을 발효시켜 꿀과 향신료를 섞어서 만든다. 그리고 빈혈증과 소화불량, 간 장애에 쓰인다. 꿀과 박하, 계피향을 첨가하여 알로에 차로 강장제를 만들 수 있다.

보습제. 알로에 젤은 피부 수분을 유지하는 연화제이다. 자연에서 얻는 최고의 보습제라 불린다. 고대 이집트에서는 종교적인 식물로 여겨졌고, 클레오파트라가 이집트의 뜨거운 태양에 의한 피부 손상으로부터 보호하기 위해 사용했다고 알려져 있다.

기생충 예방. 장관의 기생충과 연충들을 쫓는 데 가장 효과적인 것 중 하나이다. 또한 살균제이다.

방사선 화상과 피부 수술. 방사선 화상과 피부 수술 후에 빠른 치료를 위해 미국에서 국소적으로 사용하며 치료하는 자극제이다. 화상 자리가 있다면, 차가운 알로에 차로 씻거나 알로에 목욕으로 진정시킬 수 있다.

세기에 걸친 사용. 오래 전 4세기에 그리스 내과 의사들에 의해 변비에서 간의 문제에 이르기까지 모든 것을 치료하는 데 쓰였다.

주의 : 과다 복용시 내장 경련을 일으킬 수 있다. 이러한 이유로 주로 페퍼민트와 같은 경련을 진정시키는 허브와 같이 사용한다. 분별 있는 사용법은 장내 박테리아의 공격이나 만성 소화불량에 단기간에 써야 한다는 것이다. 노인이나 임산부, 어린이의 체내복용은 권하지 않는다.

유용한 부위 : 잎

성분 : 글리코시드, 송진, 다당류, 스테롤, 겔로닌, 크로몬

효능 : 세정제, 강장제, 상처 치료, 조직 연화제, 살균제, 기생충과 연충

안젤리카 *Angelica*　　　　　　　*Angelica archangelica*

중국산 안젤리카인 당귀의 유럽산 변종이다. 혹자는 안젤리카의 이름이, 타락한 후 아담을 섬겼던 대천사 미카엘에서 비롯된 것이라고 말하지만, 10세기 프랑스의 전설에서는 안젤리카의 이름이 대천사 라파엘에서 온 것으로 보고 있다. 그는 유행성 전염병에 쓰도록 수도사에게 안젤리카의 비밀을 말해주었다. 이것은 완전무결한 효용성으로서 신뢰받고 있는 유서 깊은 허브이다.(당귀 편 참조)

아니스　　　　　　　　　　　*Anisum pimpinella*
자연의 감미로움 *Anise*

이집트, 그리스, 터키가 원산지이며 일년생으로 밝은 초록색의 깃이 난 잎과 노란 혹은 하얀색의 고운 꽃을 피운다. 옛날에 수많은 질병들이 '악마'라고 불렸고 악마나 마귀의 소행으로 관련시켜 생각했던 때, 아니스는 악마의 눈을 피하는 것으로 믿어왔다. 일본에선, 아니스 나무가 사원의 정원에 흔히 심어져 있다.

고대 그리스에서는 축제를 위한 디저트에서 케이크의 향료로 사용되었다. 프랑스, 스페인, 이탈리아, 남아메리카에서는 그 향이 저녁식사 후의 음료에 풍미를 더했다. 이러한 문화적 전통은 건강에도 이롭다. 과식한 저녁 식사 후, 아니스는 소화를 용이하게 하고 거북한 위장을 안정시킨다.

달콤한 처방. 아니스는 달콤하고 흥취있고 향기로와 달콤한 음료를 필요로 할 때 이상적인 차이다. 건강에 혜택을 주는 양조주로 쓰인 후로 플레인 차에 쓰이는 최고의 감미료가 되었다.

거칠고 마른 기침. 아니스 차는 잘 떨어지지 않는 마른 기침을 진정시키는 부드러운 점액을 가지고 있다. 천식과 기관지 기침에 달콤한 경감제이다.

소화불량. 취침시 거북한 위장을 진정시키고 소화 장애를 부드럽게 해주며, 가스가 차는 걸 완화시키며 숨쉬기를 편하게 해준다.

유용한 부위 : 씨

성분 : 아네솔, 콜린, 당분, 점액

효능 : 자극제, 구풍제, 이뇨제, 살균제, 진경제

황기　　　　　　　　　　　*Astragalus membranaceous*

보호제 *Astragalus*

중국과 몽골이 원산지이며 다년생 콩과 식물이다. 멋진 외관을 가지고 있고, 중앙에 솔기가 있는 창 모양의 잎과 완두콩 모양의 꽃들이 줄기에 종처럼 매달려 있다. 깊고, 섬유질의 우수한 면역성이 있는 약용의 뿌리를 갖고 있다. 달콤한 성질을 가진 황금의 차로 자연적인 방어력을 회복시키도록 도와준다.

체액 균형. 신체 체액을 균형 잡아서 건강한 세포 생산에서부터 독소 제거까지 모든 신체 과정을 안정시킨다.

심장 강화. 심장혈관 조직, 저혈압을 강화시키고 심장이 수월하게 일을 할 수 있게 순환을 자극한다.

면역의 힘. 면역 반응을 강화시켜 준다. 피로와 병, 수술, 방사선, 화학요법으로부터 보호하도록 도와준다. 백혈구를 소생시키고 자연항체와 신체가 질병과 싸울 때 사용하는 자연 인터페론의 생산을 자극한다. 부신 기능을 회복하도록 돕고 항바이러스성 저항력을 제공한다. 쉽게 피로를 느끼고 매번 감기에 걸리며 재발하는 감염병과 투쟁하고 있다면 면역력을 강화하기 위해 필요한 차이다. 강력한 면역력은 조기 노화와 질병에 대항할 수 있는 강력한 무기이다.

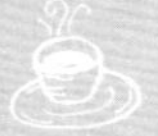

황기와 오렌지 차 ___

황기는 달콤한 특성과 담백한 맛이 있다. 하지만 오렌지를 뿌려 첨가한다면, 영국의 아침 차 같은 밝은 향기를 얻을 수 있다.

보호 에너지. 중국 의학에서는 '원기 보호'라고 불리는 특별한 형태의 에너지를 강화하는 데 쓰였다. 이 힘은 날씨 변화, 환경에서 세균이나 미생물로부터 방어와 같은 외부적인 요소들에 적응할 수 있도록 돕는다. 해로운 영향에 맞서 방어하는 일차적인 경계선인 이 에너지를 강화시켜 준다.

특징 : 촉진물. 다른 허브들의 치료 특성을 강화해주는 촉매작

용을 한다. 황기 차봉지 하나와 당신이 '특별히 필요한' 허브 차 한 봉지를 합하면, 에너지를 증진시켜 새로운 힘을 얻을 수 있다. 많은 허브학자들은 황기와 당귀를 남성과 여성 모두에게 화학 호르몬을 균형 잡는 데 권하고 있다.

유용한 부위 : 뿌리

성분 : 아미노산의 좋은 원천, 다당류, 리놀레산, 베타인, 콜린, 배당제, 이소암니타인, 쿠마타케닌

효능 : 강장제, 면역자극제, 항균제, 강심제

베이베리(월계수열매) *Myrica cerifa*

살균성 허브 *Bayberry*

비타민과 미네랄이 풍부하고, 염증과 박테리아를 물리치는 살균 성분이 있다. 아픈 목과 아구창을 포함한 구강 염증에 훌륭한 구강청정제 역할을 하며 울혈에 효과적인 증기 흡입제이다.

주의 : 혼합물에 쓴다면 적은 양을 권한다. 많은 양 복용시 월계수 잎은 마취작용을 일으킬 수 있다.

유용한 부위 : 뿌리 껍질

베어베리(월귤나무) *Bearberry* – 우바우르시 참조

빌베리 *Vaccinium myrtillus*

특별한 것을 가진 관목 *Bilberry*

유럽과 아시아가 원산지이며 모난 가지들과 계절에 따라 밝은 빨강에서 노란색, 선명한 붉은색으로 변하는 다채로운 색의 잎들을 가진 작은 관목이다. 둥글고 부드러운 꽃을 피우고 둥글고 검은색인 위가 평평한 모양의 열매를 맺는다. 열매가 익을 때면 회색 솜털이 덮여 파랗게 보이도록 만든다.

이질, 설사. 이질과 설사에 탁월하다. 박테리아 성장을 억제하는 색소를 가지고 있어, 설사와 이질을 일으키는 장내 미생물에 특히 효과적이다. 빌베리 차봉지는 여행 중일 때 절대 잊지 말라! 여행 중일 때 장 건강을 위해 마시면 좋다.

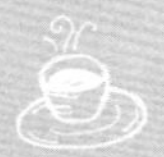

본래대로 원기를 회복시키는 차 ___

만성 설사나 이질에 하루에 세 번, 한 잔에 빌베리 차봉지 두 개를 우려내어 빌베리 아이스 차를 마신다. 원래의 상태로 회복할 대, 빠른 회복을 원한다면 하루에 한 잔씩 마셔라.

야맹증, 컴퓨터로 인한 눈의 피로. 운전 중일 때 어둠에 적응할 수 없다면, 빌베리는 당신에게 필요한 차이다. 시력을 강화하기 위해, 눈의 피로를 막기 위해, 빛의 변화에 민감해지는 것을 완화하기 위해 일상적으로 섭취하라. 제2차 세계대전 당시 영국 공군 파일럿이 야간작전을 위해 비행할 때 썼던 허브이다.

인슐린 비의존성 당뇨병. 설문 조사에서 빌베리 잎이 인슐린 생산과 저혈당 수치를 증진시킨다고 나타났다. 잎으로 만든 차를 일상적으로 마시면 당뇨병에 좋다.

인후염, 구강궤양. 인후염과 구강궤양을 부드럽게 치료해주는 훌륭한 구강 세정제이다.

주의 : 당뇨로 인슐린을 투약하고 있으면 피하라.

유용한 부위 : 과일과 잎

성분 : 철분, 인, 칼륨, 망간, 아연, 과일산, 글리코사이드, 당, 타닌

효능 : 살균, 수렴제, 이뇨제, 저혈당, 구토 예방, 비뇨기관 살균

홍차 *Black* – 녹차 참조

블랙베리 *Rubus fructicocus*

행운의 들장미 *Blackberry*

이 베리 덤불은 그 마력과 연관되는 민간에 전해지는 이야기가 있다. 중세 영국에서는, 류머티즘, 종기, 흑두병이 오는 것을 예방하기 위해 기원할 때 들장미 덤불 아래로 기어가야 했다. 과일과 적절한 잎을 얻기 위해서, 그 효력이 방출하는 것을 막기 위해, 달이 적절하게 뜬 때에 행해야 했다.

블랙베리는 수많은 베리 차처럼, 수렴제와 강장제 역할을 하고, 설사에 좋으며, 기관을 깨끗하게 하는 역할을 한다. 비타민A와 B복합체, 구연산, 말산의 원천이다. 열을 내리는 데 사용하고 잇몸 출혈에 쓸 수 있다. 고대 그리스에서는 꽃을 입맛을 개선하는 데 썼다. 블렌드에 첨가하면 향기와 조화로움을 준다.

유용한 부위 : 뿌리, 껍질, 잎, 열매

블랙코호시(승마)   *Cimicifuga racemosa*

진정작용을 하는 뿌리 *Black Cohosh*

동유럽과 캐나다의 그늘이 많은 삼림지대에서 나며 풍성한 초록색 잎과 꽃이 피는 줄기는 흰 꽃으로 덮여있다. 뿌리는 검은색에 가깝고 두꺼우며 마디가 많다. 여성의 생식 기관을 증진시켜 주기 때문에 '인디언 여성을 위한 뿌리' 라고 불려졌다. 콩 뿌리는 방울뱀에게 물렸을 때 해독제로 쓰인다.

신경통. 신경통의 통증과 쑤심을 치료하는 데 오랜 역사를 가지고 있으며 통증 제거와 완화제로 특히 근육과 신경의 통증을 조율한다. 적은 양의 복용을 권하며, 차를 반 컵씩 하루에 두 번씩 섭취하는 것이 좋다.

류머티즘. 류머티즘을 안정시키는 음료로 각광을 받고 있다. 살리실산염으로 쓰여 염증을 덜어주며, 근육 긴장을 덜어주는 진경제로서 원활한 혈액 흐름을 위한 말초 순환을 증진시키고 통증을 덜어준다. 류머티즘 발작이 일어나면, 승마 반 컵을 아침과 저녁에 차로 마시길 권한다.

세기에 걸친 사용. 월경 흐름을 증진시켜 자궁 강화와 생리통, 생리지연을 위한 치료로 쓰였다. 중국 의학에서는 몸의 열을 조절하는데 쓰였고, 독성을 줄이고, 기관지의 점액을 깨끗하게 해줌으로써 천식을 완화시키는 데 사용되었다.

특징 : 폐경기 완화

폐경기 증상 치료로 대중성을 얻은 허브 중 하나다. 황체형성 호르몬(LH)의 수치를 줄이는 능력 때문에 폐경기에 공헌하는 요소라고 여겨지는 피토에스트로겐이라고 불린다. 유럽의 연구에서, 세인트존스워트 꽃과 함께 참가자의 78퍼센트가 폐경기 증상이 감소된 것으로 확인되었다. 자궁 적출술에 따라 한 개의 난소만 남은 외과적 폐경기에서, 승마는 에스트로겐과 유사하게 작용함이 확인되었다. 6만 명이 넘는 독일 여성들이 오스트리아와 스칸디나비아 국가의 여성들과 함께 폐경기 증상에 사용하는 것으로 추정되고 있다.

복용시 고려해야 할 주의사항 :

1. **폐경기의 에스트로겐.** 에스트로겐 작용을 하는 허브는 폐경기 증상에 함부로 복용해서는 안 된다. 에스트로겐 보충이 여성들에게 흔해진 이후로, 섬유낭종성 유방암을 앓았던 여성과 자궁 종양, 자궁 내막염에는 권하지 않는다. 승마의 에스트로겐과 같은 효과가 대용 에스트로겐들처럼 똑같은 억제 작용을 하는지에 관한 오랜 기간에 걸친 연구 결과는 없다. 그러나 많은 의사들은 승마가 특별히 에스트로겐 작용을 한다는 데 공감을 느끼고 있다.

2. **호르몬 균형.** 폐경기는 여성들의 에스트로겐 수치로만 논할 수 없다. 그것은 영양 섭취와 운동과 함께 프로게스테론, 에스트로

겐, 그리고 안드로겐의 평균으로 말해야 하며, 이는 개개인의 여성마다 차이가 난다.

3. 소량 복용이 원칙이다. 일상적으로 섭취해서는 안 되는 강력한 허브이드로 소량 복용이 원칙이다. 일반적으로 통증 완화와 단기적인 치료로 소량의 혼합물이 쓰였다. 폐경기 증상은 일주일이나 이주일 이상 지속될 수 있다. 이러한 이유로, 폐경기 증상에 승마를 고려하는 중이라면 의사의 조언을 구하라.

주의 : 과다 복용은 두통, 메스꺼움, 심지어 경련까지 유발할 수 있다.

유용한 부위 : 뿌리

성분 : 비타민A, B1, B3, K, 인, 칼슘, 셀레늄, 마그네슘, 칼륨, 철, 나트륨, 실리콘, 망간, 아연, 황-휘발성유, 트리터펜 글리코시드, 이소플라본, 이소페라릭산, 살리실산, 타닌, 송진

효능 : 수렴제, 체질개선제, 진경제, 항염증제, 류머티즘 치료제, 혈압강하제, 통증 제거, 진정제, 혈관확장제, 자궁강화제, 월경촉진제, 이뇨제, 발한제, 부드러운 거담제

흑호두나무 *Juglans nigra*

전염병 퇴치제 *Black Walnut*

전염병, 미생물, 균들과 기생충을 물리치는 강력한 세정 효과를 가지고 있다. 또한 갑상선을 강화시키는 요오드를 가지고 있다. 흑호두나무는 강력한 세정제이므로 면역성을 강화시키고 전염병을

물리치기 위해 쓸 때 흔히 적은 양의 혼합물로 제한하여 쓰인다.

유용한 부위 : 껍질 가루

블래더랙 *Fucus vesiculosis*

갑상선강화제 *Bladderwrack*

검은색에 가까운, 마디가 울퉁불퉁한 공기 주머니나 띠가 있는 해초이다. 과거 18세기에는 요오드 결핍으로 오는 갑상선의 부어오름에 치료제로 쓰였다. 요오드의 주요 원천으로 갑상선을 자극하고 신진대사에 알맞은 자극을 주어 효율적인 기능을 하도록 만든다. 무기질이 풍부하고 류머티즘에 좋다. 공기 주머니는 치료를 위한 차에 첨가물로 말린 허브처럼 쓸 수 있지만 바다 소금기가 있으므로 많이 사용하지 않는다.

주의 : 갑상선 상태로 치료를 받는 중이라면 블래더랙은 피하라.

유용한 부위 : 해초의 공기 주머니

성분 : 점액, 미네랄, 요오드, 마니톨, 휘발성유

효능 : 신진대사 자극, 영양제, 갑상선강화제, 류머티즘 치료, 항염증제

엉겅퀴 *Cnicus benedictus Carduus benedictus*

여성에게 특별히 친화적임 *Blessed Thistle*

유럽산 데이지과의 이 식물은 튼튼한 줄기를 가지고 있으며,

정중앙에 돌기가 있는 창 모양의 잎은 끝이 울퉁불퉁하고 톱니 모양이다. '성스러운 엉겅퀴' 혹은 '은혜 받은 엉겅퀴' 라고 불리며, 오랜 세기 동안 인정받아 왔다.

노화 방지. 순환을 증진시켜 맑은 정신과 기억력을 위하여 두뇌에 산소를 공급하고 현기증, 두통을 완화한다.

세포와 면역. 항종양성과 산소를 공급해 주어 비정상적인 세포 성장을 예방할 수 있는 효용성으로 신뢰받아 왔다. 또한 항균성이 있으며, 쓴맛은 항균제로 자연 면역력을 증대시킨다.

여성의 생리 주기. 생리와 폐경기 어려움에 효과적인 도움을 준다.

1. 생리. 따뜻한 엉겅퀴 차는 기간 연장에 도움을 주고 생리통을 완화시킨다.

2. 폐경기. 규칙적인 호르몬 균형에 도움을 주고 폐경기에 일어날 수 있는 출혈의 갑작스런 통증을 경감시켜 준다.

특징 : 식욕자극

차가운 엉겅퀴 차는 식욕을 자극하고 소화를 증진하여 몸을 건강하게 하는 필수 영양소를 제공한다. 영양 부족인 사람에게 필수적인 음료이며 몸을 소모하는 질병으로부터 보호해준다. 식욕 부진인 사람들의 식욕을 자극하는 데 쓰여 왔다.

주의 : 적절한 사용을 권한다. 매일 한 컵씩, 그리고 2주마다 휴식을 취하라.

유용한 부위 : 허브 전체, 뿌리, 씨

성분 : 비타민A, B복합체, B3, C, 철, 마그네슘, 인, 칼륨, 나트륨, 아연-알칼로이드, 쓴맛의 요소, 에션설오일, 플라보노이드, 점액, 타닌

효능 : 수렴제, 항박테리아, 살균제, 발한제, 월경 촉진, 소화제, 거담제, 자극제, 강장제

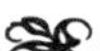

블루코호시(파란 노루삼)　　　*Caulorhyllum thalictroides*
진정시키는 뿌리 *Blue Cohosh*

미국과 캐나다처럼 습기 있는 곳이 원산지이고 개울 근처나 습지에 자생한다. 줄기와 잎은 자줏빛 보라이고 작은 자줏빛 꽃을 피운다. 짙은 파란색 열매 때문에 블루베리 뿌리라고 불려져 왔다. 또한 여성의 고통과 밀접한 관계가 있는 그 친근감으로 '아기뿌리' 혹은 '여성의 최고의 친구' 라고도 불린다. 또한 강장제의 효용성이 있어 '파란 인삼' 이라고도 불리는데 뿌리는 회갈색에 마디가 많고 속이 희다.

류머티즘. 미국산 류머티즘 치료법으로 블랙코호시보다 더 많은 통증 완화력이 있다. 흔히 혼합물에 적은 양을 쓴다.

생리. 생식계를 강화시키고 자궁염과 경련, 생리통, 불규칙한 기간을 치료하는 데 쓰여 왔다. 그러나 배란 억제 가능성이 있으므로 어느 정도의 우려가 있다.

폐경기. 블랙코호시보다 에스트로겐 작용이 덜하며 진정시키는 특성과 스테로이드사포닌 때문에 흔히 폐경기 허브 중 하나로 쓰인다. 그러나 무분별하고 일상적인 복용을 권하기에는 이 허브의 성질이 충분히 알려지지 않았다.

주의 : 이 허브를 쓸 때 전문적인 안내와 연구가 필요하다. 성

장에 문제가 있거나 당뇨, 녹내장이 있을 경우 복용을 피하라.

유용한 부위 : 뿌리

성분 : 비타민B1, B2, E, 셀레늄, 망간, 철, 칼슘, 마그네슘, 인, 칼륨, 규소, 약간의 비타민A와 C, 나이아신, 나트륨, 염소, 아연

효능 : 항연축, 이뇨제, 월경 촉진, 진통제, 진정제, 발한제, 부드러운 거담제

블루 버베인 *Blue Vervain* – 버베인 참조
보네셋 *Boneset* – 컴프리 참조

보리지(유리지치) *Borage officinalis*
용기와 힘의 건설자 *Borage*

유럽과 영국이 원산지이며 거칠고 짙은 녹색의 잎과 파란 별 모양의 꽃, 작은 갈색 견과류 열매가 열린다. 이 신선한 식물은 오이 같은 향이 있고 잎은 오이 맛이 난다. 오래된 격언에 "보리지는 용기를 위한 것이다"라는 말이 있다. 그리고 그 치유 특성은 용기의 본거지인 부신과 직결된다.

용기. 스트레스에 반응하여 싸우는 분비기관인 부신 피질을 자극한다. 또한 신장을 튼튼하게 하는 강장제이다. 중국의학에서는 튼튼한 신장 에너지는 두려움을 완화하는 데 도움을 준다고 본다.

힘. 폐와 심장을 강화하고 응혈을 풀어준다. 만성 피로를 회복시키고, 과도한 스트레스나 두려움을 이길 수 있도록 도와준다.

특징 : 자연 항염증제. 염증이 생긴 경우에는 얼린 차가 더 효과가 있다. 말린 것이 아닌 생(生)으로 쓰는 것이 제일 좋다.

주의 : 쥐에게서 높은 복용량이 간 손상을 일으킨 것과 결부해 봤을 때 피롤리지다인 알칼로이드를 함유하고 있다고 알려져 있다.

유용한 부위 : 잎, 꽃, 씨

성분 : 칼슘, 칼륨, 에션설오일, 점액, 피롤리지다인 알칼로이드, 타닌, 감마리놀린산을 함유한 씨

효능 : 항우울제, 항염증제, 항독소, 혈액강강제, 충혈완화제, 진통제, 발한제, 이뇨제, 최유제, 신장강장제, 신경진정제

부큐 *Barosma betulina*

남아프리카인의 마력 *Buchu*

부큐는 희망봉에서 왔으며, 전립선 비대로 고심하는 남자들에게 희망을 안겨주고 있다. 기적의 식물로 불려져 왔으며, 북아프리카 부족민 호텐토트의 선물로서 17세기에 유럽에 처음 전해졌다. 라운드 부큐는 최고로 간주된다. 오발 부큐는 그 다음으로 여긴다. 롱부큐는 다른 두 개보다 휘발성유가 훨씬 적다.

전립선 확대(염증과 감염). 정화제로 쓰이며, 뿌리 부분이 우수하다. 이것은 전염병을 없애고 전립선염을 줄이는 장뇌유를 함유하고 있다. 부족민들은 부큐 혼합물을 전립선염에 썼다. 부큐의 특성은 알코올에서 최고로 방출된다. 따라서 팅크제를 얼린 차로 만드는 데 쓸 수 있다. 하루에 두 번 복용하라. 그 다음에는 독소를 씻어내도록

많은 양의 물을 마셔라.

주의 : 위장 통증을 피하기 위해 세심한 사용을 권한다.

유용한 부위 : 잎

성분 : 장뇌유, 칼슘, 철, 마그네슘, 망간, 인, 셀레늄, 규소

효능 : 우수한 세정제, 발한제, 방향제

갈매나무 *Buckthorn* – 카스카라사그라다 참조

우엉

Arctium lappa

정화제의 거목 *Burdock*

엉겅퀴과 식물로 유럽과 영국 대로변에 자생하고 있다. 크고 진녹색의 끝이 주름진 잎이 있으며, 작은 담자색의 꽃이 다발로 모여 있다.

혈액. 혈액을 정화하는 데 최고이다. 개척자들은 뿌리와 잎을 생으로 먹어서 피를 깨끗하게 유지했다.

혈당. 혈당 수치를 낮추도록 돕는다.

관절에 석회 침착. 과다한 요산은 관절 내 석회화를 유발하여 근육과 관절에 통증을 일으킨다. 우엉은 요산과 노폐물을 정화하는 데 가장 좋은 것들 중 하나이다. 관절염, 류머티즘, 요통, 좌골신경통에 복용하라.

소화. 소화기관을 강화하고 자극하는 쓴맛을 가지고 있다. 또한

간, 비장, 췌장에 이로운 이눌린을 함유하고 있다.

류머티즘 완화 차 ___

류머티즘에 오랜 치료법은 꿀과 우유를 우엉 차와 하루에 세 번씩 마셔 통증이 사라지게 하는 것이다.

내분비선 – 시상하부, 뇌하수체, 림프, 피지. 뇌하수체에 의한 호르몬 균형을 포함하여 내분비선을 정화하고 기능을 안정시킨다. 이것은 대안적인 식물로 서서히 양성반응이 일어나도록 하여 꾸준히 복용했을 때 회복된다. 또한 피부에서 독소를 제거하도록 땀샘을 자극하고 소변을 통해 독소가 자연스럽게 방출되도록 하는 이뇨제이다. 열을 내리는 효과도 있다.

장 건강. 장 질환을 치료하도록 도와준다. 독소를 제거하고, 박테리아와 균들과 싸운다. 그리고 생체 영양소를 포함한 건강한 장내 세균층을 유지해 주며 폐기물이 침전되는 것을 완화해준다.

홍역, 수두. 발진성 감염의 빠른 치료에 사용되었다. 독소가 제거되도록 내분비선을 자극한다. 감염균을 없애기 위해 내복용으로나 감염된 부위에 국소적으로 외용하는 차로 사용하면 된다. 감염된 자리를 차갑고 마르게 한다.

특징 : 단백질의 좋은 원천

유용한 부위 : 뿌리, 씨, 잎

성분 : 높은 단백질 함유, 인, 칼슘, 철, 마그네슘, 칼륨, 나트륨, 규소, 셀

레늄, 망간, 크롬, 코발트, 아연, 이눌린, 비타민A, B복합체, C, E, 바이오플라
보닌, 휘발성산, 타닌, 폴리페놀인산, 쓴맛

효능 : 체질개선제, 항생제, 항균제, 항박테리아, 쓴 강장제, 자양강장
제, 소화 자극, 이뇨제, 발한제, 저혈당작용, 부드러운 완화제

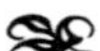

루스쿠스아쿨레아투스　　　　　　　*Ruscus aculeatus*

깨끗한 청소부 *Butcher's Broom*

유럽산은 전부 가지이고 잎이 없다. 녹색을 띤 작은 꽃과 빨간
열매를 생산한다. 영국에서는 푸줏간에서 도마를 깨끗이 하는 데 빗
자루로 쓰기 위해 이 가지들을 묶음으로 매어 썼다.

세정제. 장내 독소를 제거하고 새로운 힘을 주는 최고의 세정제
중 하나이다. 신장과 간을 깨끗하게 해주며 전립선에도 좋다.

강장제. 몸과 두뇌에 산소를 공급하고 순환을 새롭게 함으로써
새로운 에너지를 되찾게 하며, 기운이 나게 하는 노화방지 차이다.
또한 근육과 혈관을 강화하고 피가 정체된 것을 풀어준다.

다리와 발목 부종. 특히 다리 순환을 증대시킨다. 흔히 부종이
라 불리는 다리와 발목의 수분 정체를 방지해 준다.

세기에 걸친 사용. 수술 후 혈액응고 발생을 줄여준다는 프랑
스 한 연구결과가 있다.

유용한 부위 : 뿌리, 씨

성분 : 비타민B1, B3, C, 칼슘, 철, 망간, 칼륨, 셀레늄, 나트륨, 아연

효능 : 순환 강화, 이뇨제, 발한제, 산소 공급, 기력 증진, 항염증제

금잔화 (금송화)　　　　　　　　*Calendula officinalis*
황금항아리 *Calendula(Marigold)*

카나리섬과 지중해안이 원산지이며 세계적으로 사랑받는 식물이다. 억센 줄기와 가벼운 곡선과 깨끗한 엽맥이 있는 풍성한 초록색 잎들을 가진 내한성이 있는 일년생 식물이다. 여름에 주름진 가장자리의 꽃이 황금 혹은 오렌지색으로 만개한다. 어떤 정원에도 활기를 더해주는 특별한 꽃이다.

해바라기 전설

금잔화는 신들과 여신들, 어머니들 그리고 치료사들로부터 가장 빨리 사랑받아온 의학 식물 중 하나이다. 그리스 신화는 이 꽃이 항상 땅에 있지 않았다고 말하고 있다. 그들은 숲의 요정들이었던 적이 있다. 올림푸스산 모든 숲의 요정들은 태양의 신 아폴로를 동경했다. 그 요정들 가운데, 네 명은 아폴로의 쌍둥이 누이이자 달과 숲의 여신 아르테미스에게 속해 있었다. 이 네 명의 요정들은 아폴로에게 반해 있었고 끊임없이 다투었으며, 관심을 끌기 위해 서로 경쟁했다. 어느 날 아르테미스는 아폴로에 대해 또 싸우는 것을 발견하고 경쟁을 영원히 끝내 버리기 위해 그들을 금잔화로 만들어 버렸다. 이 황금꽃은 무역길을 따라 여행했고 어디를 가나 주의를 끌었다. 먼 동쪽에서는 홍차와 교환되었고 노란색이 호화로움의 상징인 고대 로마에서는 부자들 정원에 피었다. 인도에서는 여신 드위가에게 신성하게 바쳐졌고, 그녀의 상징으로 삼고 있다.

13세기, 금잔화 꽃잎은 '심장과 정신을 편안히' 하는 데 쓰였다. 16세기에는 수프, 육즙, 잼, 젤리에 쓰였고 버터와 치즈에 색을 입히는 데 썼다. 프랑스에서는 '정원의 소스' 혹은 '해바라기'라고 불렸다. 그리고 꽃잎은 미식가의 샐러드를 장식했다. 1672년 미국, '뉴잉글랜드 진품들'의 목록에서 금잔화가 새로운 땅에서 재배되고 있다고 소개했다.

초기 기독교 시대에, 많은 의학 식물들은 이 새로운 종교에 적용하여 이름이 다시 지어졌다. 금잔화는 성녀 마리아를 기리는 '마리골드' 혹은 '마리스 골드'로 지어졌고 오늘날까지도 그 이름이 남아있다.

심장 건강. 꽃잎은 꿀과 섞어서 오랫동안 약한 심장을 위한 치료로 쓰여 왔다. 건강한 심장을 유지할 수 있도록 마리골드 차에 꿀을 더해 마시자.

마리스 골드(mary's gold) ___

따뜻한 마리골드 차는 생생한 황금빛 액체로 자극적인 향을 지닌다. 림프계를 정화해 주고, 소화 장애를 완화시켜 주며 기분을 훨씬 좋게 만들어 준다. 계절마다 훌륭한 차를 음미해보자.

염증(소화관). 소화 장애를 완화하고 위장과 장의 염증상태를 가라앉히는 데 탁월하다.

림프선. 림프계 울혈을 막고 림프선이 부풀어 오르는 걸 막아준다. 또한 몸의 해독과 순환을 증진시켜 준다. 환절기가 되기 전에 이 훌륭한 차를 꼭 복용해 보라.

폐경기. 난소의 에스트로겐 생산에서부터 부신에 의한 에스트로겐 생산까지 도와주는 작용을 하는 특성이 있다.

월경 기간. 월경 장애와 불규칙적인 생리를 조절한다.

골반 감염. 특히 골반과 장 염증에 균들과 싸우는 항박테리아 특성이 있다.

피부 세정. 마리골드 차봉지 두 개를 한 컵의 물에 넣어 강력하고 깨끗한 피부 세정제를 만든다. 차를 피부 발진(심지어 홍역과 수두에도)에 바르면 마르면서 치료가 된다. 이는 베이고 쓰라릴 때 최고의 응급처치법이다. 영국 허브 가게에서는 피부염을 위한 세정수 용으로 팔리고 있다.

세기에 걸친 사용. 종양, 낭종, 황달, 충혈된 눈을 치료하고 간 기능을 향상시키는 데 쓰여 왔다.

특징 : 단순포진 치료제. 항바이러스 차로 단순포진 바이러스와 싸운다. 따뜻하게 마셔라. 마리골드 차를 좌욕용으로도 쓸 수 있다.

유용한 부위 : 꽃

특성 : 에션설오일, 카로티노이드, 수지, 플라보노이드, 스테롤, 쓴맛, 사포닌, 점액

효능 : 소독제, 수렴제, 항바이러스, 항연축, 에스트로겐 작용, 항염증제, 쓴맛의 강장제, 발한제, 이뇨제

카스카라사그라다(갈매나무)   *Rhammus purshiana*

쓴맛의 강장제 껍질 *Cascara Sagrada*

일 년에서 이 년 된 브리티시콜럼비아(캐나다)와 캘리포니아산인 이 자갈색 나무껍질은 쓴맛의 강장제이며 완화제이다. 북아메리카 인디언 원주민에 의해 최고의 허브, 신성한 껍질이라고 불렀다.

만성변비. 만성변비에 빠른 효과가 있어 숙변을 빠르게 제거해 준다. 뇌하수체 선을 자극하여 췌장, 간, 비장, 쓸개, 위장에 이롭게 한다. 그리고 소화 치료에도 좋으며 장 움직임을 자극한다. 박테리아와 가스를 없애 장과 결장을 조화롭게 하고 고여 있는 불순물로 인한 장 질병을 막아준다. 완화제 효과는 몇 시간이나 하룻밤 지나야 나타난다. 매우 쓴맛이며 복용하기 위한 전통적인 방법은 혼합물에 소량 넣어 사용한다.

주의 : 주의해서 사용해야 한다. 일주일 혹은 이주일 이상은 안 된다. 계속적인 복용은 칼륨 소모와 설사를 유발할 수 있다.

성분 : 완화제 안트라퀴논, 비타민A, B복합체, B1, B2, C, 칼슘, 염소, 철, 나이아신, 칼륨, 인, 셀레늄, 규소, 나트륨, 소량의 미네랄

효능 : 완화제, 쓴맛의 강장제, 소화 자극, 신경안정제, 영양제

캐트닙(캐트민트)   *Nepeta cataria*

스트레스를 방지하는 허브 *Catnip*

영국 원산으로 거친 줄기에 보드라운 털이 있고, 연초록 잎을

갖고 있다. 붉은 점무늬가 있는 하얀 꽃들을 피운다.

위산 역류. 캐트닙은 고양이들만을 위한 것은 아니다. 위장 장애와 위산 역류에 대한 천연 제산제이다.

약과 니코틴 중단. 니코틴과 약을 중단함으로써 생기는 스트레스와 긴장을 이완시켜 준다. 오랜 기간 동안 처방전 약을 복용한 후의 몸의 상태를 진정시켜 줄 수 있다.

월경전증후군. 월경통과 월경 전 긴장 상태에 좋다. 월경 전 긴장 상태에 대한 고대의 치료법으로 캐트닙 목욕법이 있었다.

스트레스 해소. 휴식을 위한 놀라운 차이다. 신경을 진정시키고 이완시킴으로서 정신적인 스트레스, 불안, 내적인 경련을 진정시키고 소화기의 불쾌감, 소화불량, 속쓰림과 가스가 나오는 것을 진정시켜 준다.

수면을 도와주는 보조제. 안락한 수면을 취하도록 도와준다.

특징 : 비듬 방지 린스 역할을 한다.

유용한 부위 : 꽃과 잎

성분 : 비타민A, B, C, 칼슘, 철, 망간, 마그네슘, 인, 칼륨, 셀레늄, 소다, 실리콘.

효능 : 수렴제, 항생제, 진정제, 이완제, 월경촉진제.

캐모마일
모든 사람들을 위한 차

Chamomile

Roman : Camaemelum nobile
(Anthemis nobilis)

German : Matricaria chamomile
(Matricaria revutita)

많은 종류가 있으나 약용으로는 단 두 종류만이 사용된다. 유럽과 미주 대륙으로부터 건너온 다년생 식물인 로만 캐모마일과 유라시안종으로 추정되는 일년생 식물인 저먼 캐모마일이 바로 그것이다.

로만 캐모마일은 땅 위에 가까이 하여 자라는 다년생 식물이다. 잎은 회색빛 나는 초록색이며 조각이 나 갈라져 있으며 보드라운 깃털이 있다. 늦여름에 꽃을 피우며 노란색의 단단한 중심부가 있으며, 하얀 데이지 꽃 축소판과도 같다. 미국 독립 전쟁 당시에 휘그 플랜트(whig plant)라고 불렀다. 왜냐하면 보기 좋게 자라며 똑바른 자취를 남기기 때문이다. 영국에서 캐모마일 잔디는 멋진 자연 경관을 이룬다. 사람들이 걸어다닐 때 사과향 같은 향을 내뿜어 공기 중에 가득 퍼진다.

저먼 캐모마일은 키가 약 2피트가 되는 일년생 허브이다. 매끄러운 줄기와 가느다란 가지, 갈라진 잎을 갖고 있다. 연초록 줄기에서 밝은 초록 잎들이 어긋난다. 조그만 데이지 꽃과 같이 생긴 꽃들은 하얀 꽃잎과 속이 빈 원추형 중심부를 갖고 있다.

대지의 신성한 사과

색슨족이 신성하게 여기는 9가지 허브들 중 하나였으며, '마이덴 (maythen)' 이라고 불렸다. 이름은 그리스어로 chamai 즉 '대지 위로' 그리고 방향성으로 인하여 melon 즉 '대지의 사과' 란 어원에서 유래되었다. 프랑스인들은 그들이 좋아하는 6가지 약탕(tisane) 들 중 하나로 소중히 하였다.

두통, 통증, 경련. 근육통, 긴장, 관절통, 월경통을 완화시켜 준다.

방광염. 염증을 경감시켜 주며 방광 내 감염균들과 싸우는 것을 도와준다.

화상. 피부를 씻거나 화상 치료시 살균력과, 항박테리아성 작용을 하므로 통증을 없애 주고 잠들게 한다.

오심, 구토. 오심을 감소시켜 주고, 긴장을 풀어 주고, 구토를 멈추게 한다.

피부를 부드럽게 함. 근육 긴장을 풀어 주고, 피부를 부드럽게 한다. 오늘 저녁 캐모마일 차 2~4봉지를 넣고 목욕을 해보라!

수면을 도와 줌. 저절로 잠에 빠지도록 진정시켜 주고, 시원하게 해주며, 신경을 안정시켜 준다.

신경안정제. 소화기계 근육을 비롯하여 신체 내 모든 근육이 휴식을 취하도록 도와준다. 경련, 복통, 구토, 가스를 해소시킨다. 설사, 변비를 예방하기 위하여 연동 운동을 조절한다. 민감한 장, 소화불량, 위염, 위궤양 같은 스트레스로 악화된 질환을 가진 사람들을 위한 아주 유용한 차이다.

세기에 걸친 사용. 유행성 결막염을 비롯한 눈의 염증에 사용되었다. 또한 천식, 건초열, 부비강염 등 기관지를 진정시키는 데 사용되어 왔다.

특징 : 머리 린스제로서 사용되며, 한층 더 윤기를 더해준다.

유용한 부위 : 꽃

성분 : 휘발성유, 플라보노이드, 발레린산, 쿠머린, 타닌, 글리코시드, 살리실산염

효능 : 항경련제, 진정제, 항염증제, 비트, 살균제, 항박테리아제, 구토방지제

채퍼랠 *Larrea tridentata*

강력한 항산화제 *Chaparral*

곰팡이, 균류, 박테리아, 바이러스, 감염균과 싸우는 강한 혈액청정제이며 살균제이다. 강력한 항산화 성분이 있으며, 활성산소에 의한 세포의 손상과 싸운다. 거담제 역할을 하고, 단백질, 비타민, 미네랄의 훌륭한 공급원이다.

주의 : 간에 심한 손상을 일으킨다고 알려져 있다. 무심코 사용해서는 안 되는 강한 허브로, 사용할 때 전문적인 안내를 받아야 한다. 혼합물에서 소량 발견되어진다.

유용한 부위 : 잎과 줄기

체이스트베리(바이텍스)   *Vitex agnus castus*

여성을 위한 안정제 *Chaste Berry*

뇌하수체를 자극하여 호르몬을 조절하는, 여성을 위한 허브이다. 갱년기에 호르몬을 조절하기 위하여, 월경통, 불규칙한 기간, 월경전증후군의 불안정한 감정에 사용된다. 피임약에 의한 저하된 상태에 사용하면 좋다. 감정을 진정시킨다.

유용한 부위 : 열매, 잎, 씨

야생체리   *Prunus serotina Prunus virginiana*

강력한 반응 억제제 *Cherry, Wild*

북미, 남서부 미 대륙에 고유한 나무로서 검은색 껍질을 가진 나무이다. 조그만 치아 모양이 나 있는 타원형 잎을 가지고 있다. 흰꽃을 피우고 진한 자주색 열매를 생산한다.

마른 기침과 충혈. 진해제이다. 기관지 발작을 가라앉히고 기침을 멈추게 한다. 그러나 기관지염, 점막 충혈, 폐의 허약함, 마른 기침, 그르렁거리는 기침, 호흡기 장애에 대한 치료제로서만 사용되지는 않는다. 예를 들면 감기, 독감, 점액성 충혈, 그리고 만성 질환 같은 스트레스성 호흡기 문제에서 감염균을 없애는 살균의 성질이 있고 점액을 뱉어내는 활동을 도와준다. 진정작용과 신경안정제 성질이 있어 치료를 촉진시키기 위한 휴식을 취할 수 있도록 도와준다. 가끔 기관지 그리고 호흡기 장애를 위한 혼합물이나 시럽에서 소량 발견된다.

주의 : 지속적으로 사용하거나 많은 양을 쓰는 것은 권장하지 않는다. 왜냐하면 진정제 성질과 청산이 있어 많은 양은 유독하기 때문이다.

유용한 부위 : 뿌리 껍질, 속피.

성분 : 비트의 원료, 진정작용, 프루닌 진액(항산성화), 사과산.

효능 : 강장제, 수렴성의 진정제, 폐병 약, 진해제, 살균제.

치커리   *Chicorium intybus*

혼합물을 위한 조화 *Chicory*

유럽이 원산지이며 서양민들레과로 길가에서 피는 꽃의 일종이다. 잔가지를 가진 줄기가 있고, 모서리가 있는 가지들과 들쭉날쭉한 테두리를 가진 밝고 푸른 꽃들을 피운다. 항균성의 세정작용과 완화작용이 있어 요산과 오염물을 없애준다. 위산 과다를 줄여 주고, 간을 자극시키며, 비장, 담낭 그리고 신장을 깨끗이 해준다. 커피의 대용물이나 섞어서 혼합물로도 사용한다. 위장 내 가스를 배출시켜 주며, 경련을 진정시킨다. 완화제나 세정제의 혼합물에 조화를 이루게 하며 향미를 높여 준다. 카페인도 없고, 카페오타닉산도 없으며 세포 조직을 회복시키는 많은 양의 규소를 포함하고 있다. 치커리는 오래 전부터 요리로 이용되어 왔다. 벨기에에서는 잎과 뿌리를 야채로 먹는다. 프랑스에서 어린 잎은 샐러드로 이용된다.

주의 : 습관적인 사용은 권하지 않는다. 왜냐하면 정력을 고갈

시키고 시력을 약화시키는 원인이 되기 때문이다.

유용한 부위 : 잎과 뿌리

❦

시나몬(계피)   *Cinnamon zeylanicum Cinnamon cassia*

혼합물을 위한 향신료 *Cannamon*

단맛과 진정작용이 있는 따뜻한 향신료이다. 감기, 한기, 관절염, 류머티즘 같은 차가운 몸 상태를 위해 혼합물에 첨가되어 사용된다. 차가운 겨울밤에 전신에 한기가 들 때, 돌돌 말린 계피 한 조각은 찻잔 속에서 우러나는 동안에 차의 운치를 훨씬 높여 줄 것이다. 계피 차를 마시면 따뜻해질 것이며, 믿어지지 않을 만큼 건강 효과를 얻을 것이다. 박테리아, 바이러스, 곰팡이, 그리고 진균 감염과 싸우는 살균제이며 대장균에 대해서도 항균 역할을 한다. 소화를 돕고 마취 효과가 있다. 향미를 위해 사용되는 이 단순한 계피로부터 각종 질병에 대한 저항력을 얻을 수 있다는 것은 놀랄 만한 것이다!

유용한 부위 : 속피

❦

갈퀴덩굴   *Galium Aparine Galium Rubiaceae*

림프 세정제 *Cleavers*

원산지는 북미, 유럽, 오스트레일리아이다. 이른 봄에 제일 먼저 피는 허브 중 하나로 길가나 정원에서 볼 수 있다. 다른 식물들과 뒤섞여 자라는 잡초이다. 길고 장방형의 두꺼운 줄기를 가진 키 작은 나무로, 줄기 위에 팔랑개비처럼 생긴 잎들과 하얗고 작은 꽃송이들을 피운다. 작고 둥글며 가시가 많은 초록색 열매를 맺는다. 이름은 '들러붙는' 또는 점착성 성질에서 유래한 것이다. 이런 특성으로 인하여 '사람을 사랑함', '영원한 우정', '움켜잡는 풀', '잡아당기는 잡초', '귀찮은 윌리' 라고 불린다.

림프선(팽창)과 림프 세정제. 이런 품성으로 인하여 갈퀴덩굴은 '사람을 사랑함' 이란 이름을 얻게 된다. 림프 세정은 면역을 위해 중요하다. 유선염, 종양, 선열, 전립선 감염, 방광염 같은 요로 감염균의 확산을 돕는 림프액 증강, 림프 독소들을 막아내는 데 도움을 준다. 림프선은 또한 습진, 건선, 여드름, 종기, 종양, 발진성 감염증 같은 피부병에 영향을 미친다.

림프에 관련된 장애를 막기 위해 가장 자연스런 방법은 독감의 계절이 오기 전 가을, 그리고 신선한 기운으로 가득 찬 새로운 계절이 시작되는 봄, 적어도 1년에 2차례 정도 림프 기관을 깨끗이 하는 것이다. 림프 세정 치료를 위해 일주일 동안 매일 갈퀴덩굴 차를 마시도록 하라. 림프 기관으로부터 독소를 빼내고, 분비 기관의 팽창을 감소시키며, 가슴 울혈을 완화시킨다. 간을 자극시키고 다른 기관을 해독시키며, 소화력을 증감시키고 영양분을 흡수시킨다.

최고의 치료법으로 림프 세정용 갈퀴덩굴 한 봉지와 간 세정용 엉겅퀴 한 봉지를 섞어라. 림프 내 찌꺼기와 간 독소를 빨리 제거할 수 있다. 갈퀴덩굴과 밀크시슬은 건강에 좋은 허브이며 필요하다면 더 자주 사용해도 좋다.

피부 질환. 습진, 세보리아, 건선, 지저분한 것들, 재발되는 감염증 그리고 모든 피부 질환은 림프 세정으로 호전될 수 있다. 갈퀴덩굴 차는 내부적으로 림프 기관을 깨끗이 하여 이러한 질환들이 해소되도록 한다. 동시에 안팎으로 생긴 문제들을 치유키 위해 특정 부위 피부를 씻는 데 차를 이용할 수 있다. 또한 홍역, 수두 같은 발진성 감염증에도 세정작용을 한다.

세기에 걸친 사용. 뉴질랜드에서는 임질을 치료하는 데 사용하였고 멕시코에서는 장내 기생충과 염증 치료에 사용하였다. 신장 결석과 비뇨기 계통 문제에도 사용되었으며 고대 그리스에서는 썩은 간과 림프로 인한 '피로감' 을 치유하는 데 사용했다.

유용한 부위 : 잎, 줄기, 꽃

성분 : 쿠머린, 타닌산, 글리코시드, 구연산

효능 : 림프 세정제, 강장제, 신경 안정제, 체질개선제, 부드러운 수렴제, 이뇨제

컴프리 *Symphytum official*

회복을 위한 허브 *Comfrey*

원산지가 유럽이며, 지치과의 하나이다. 강기슭과 습진 곳을 좋아하기 때문에 수생 식물로 불린다. 속이 텅 비어 있고, 털이 있는 줄기와 커다란 털이 있는 잎, 수상화서로 조그맣고 하얀 꽃을 피운다.

골절, 염좌, 관절염. 골절된 것을 고치고 근육과 조직을 복구하는 능력이 있기 때문에 '뼈 접합' 이라 불렸다. 알란토인을 포함하고

있고, 근육 세포, 뼈, 연골 성장을 촉진시킨다. 환부에 따뜻한 습포로도 사용한다. 깨끗한 천을 따뜻한 컴프리 차에 적셔서 습포해 보라. 이렇게 하면 피부를 통해 알란토인이 흡수되어 치료가 빨리 된다. 만일 상처가 또 있다면 불순물을 제거하여 그 부위를 깨끗이 하라. 그러면 컴프리는 급속히 빠른 속도로 치료를 할 것이다. 환부를 씻어내는 최고 살균제는 타임 차이다.

세기에 걸친 사용. 16세기 본초서에는 남자들이 '씨름'으로 인한 아픈 등 부위 습포용으로, 여성들을 위해서는 '부인들의 과도한 일'로 인한 습포용으로 사용하였다. 찢어진 곳과 터진 곳을 호전시킴으로써 컴프리 목욕은 혼전 치료법이었다. 순결을 되찾기 위해 처녀막을 고치는 데 사용되었다.

주의 : 최근 연구에 의하면 컴프리에 있는 피롤리지딘 알칼로이드를 쥐에게 다량 투여했을 때, 간 손상 원인이 되었다고 밝히고 있다. 따라서 컴프리의 적당한 사용법이 중요하다.

유용한 부위 : 식물 전체

성분 : 비타민B12, 단백질, 알란토인, 타닌, 피롤리지딘 알칼로이드, 이눌린, 스테로이드성 사포닌

효능 : 세포 성장 촉진제, 수렴제, 상처 치료제, 거담제

크램프바크(불두화나무)   *Viburnum opulus*

경련 안정제 *Cramp Bark*

진한 갈색 나무껍질을 가진 커다란 나무이고, 세 개로 갈라진

잎과 눈송이 같은 하얀 꽃을 피운다. 통증과 근육 긴장의 치료제이다.

월경전증후군. 월경전증후군과 월경 기간 동안에 극도로 약화된 몸으로 고군분투하는 여성에게 좋은 차이다. 또한 감기, 약화된 몸에 무거운 기분, 복통, 자궁 이상, 등의 통증, 방광 이상, 다리 통증, 수분 정체에 좋은 차이다. 자궁을 튼튼하게 하는 강장제이고, 등의 통증, 근육 긴장, 다리 통증, 출산시 진통에 진정제 역할을 한다. 신경 계통에도 진정작용을 한다. 부풀어 오르거나 수분 정체를 해소시켜 주는 이뇨제 역할도 한다. 심장 질환 계통에도 작용해 심계항진을 완화시켜 준다. 가끔 혼합물 속에서 소량 발견되는데 만일 단독으로 마시고 싶다면 순하게 해서 마셔라. 평상시보다 약하게 하여 마셔라. 좀 더 편안하게 마시고 싶다면 꿀과 레몬을 첨가하면 된다.

유용한 부위 : 껍질

성분 : 비트 원료, 사포닌, 길초근산, 타닌

효능 : 항경련제, 항염증제, 수렴제, 근육 긴장 완화, 진정제

크랜베리 *Vacinnium macrocarpan Vacinnium oxycoccus*
빨간 열매 치료제 *Cranberry*

유럽, 아시아, 알래스카에서 테네시에 이르는 북미가 원산지이다. 봄에 자주색 또는 분홍색 꽃을 피우며 타원형 잎과 분홍 계통의 줄기를 가지고 있다. 습지나 산이 많은 습한 곳에서 무성하게 자라는 늘 푸른 과의 관목이다. 가을에는 선홍색 열매를 맺으며 감사절 축제에 소스, 제리, 장식용으로 인기가 있다.

비뇨기 계통의 감염증. 해마다 미국에서는 요로 감염 건수가 50억 건 이상 된다고 통계를 내고 있다. 대다수가 여성이다. 일반적인 치료법은 항생제를 사용한다. 그러나 항생제는 더 이상 만병통치약이 아니다. 항생제에 저항하는 새로운 박테리아 변형을 만들어 낼 수 있기 때문이다. 그리고 박테리아가 제거될 때, 항생제는 방광 계열을 공격하여 약화시킬 수 있다. 그래서 항생제는 요로 감염증을 치료하는 데 최고의 선택이 아니다.

많은 전문가들은 크랜베리 쥬스와 비타민C를 권하지만 그것이 가장 빠른 길은 아니다. 크랜베리 쥬스는 단지 10%~30%의 크랜베리를 함유하고 있으며, 많은 당분이 있다. 당분이 있는 환경은 박테리아를 양성한다. 그래서 당분은 미네랄로 바꿀 필요가 있다. 당분이 없는 크랜베리 쥬스를 마신다해도 크랜베리 함량은 낮고, 종종 식품 첨가물이 있다. 그렇다면 어떻게 할 것인가? 해결책은 크랜베리 차이다. 모든 크랜베리는 당분이 없으나 비타민C를 갖고 있다. 명료하고 간단한 치료법! 바로 그것은 크랜베리 차이다.

대장균 향균. 요로 감염은 성교 중에 전염될 수 있고 대장 속 박테리아가 요도관으로 들어가도 발생할 수 있다. 바이러스성일 수도 있으나 80% 이상이 요도관 내 대장균이 원인이라고 추정되고 있다. 요도관 감염은 초기 단계에서 중단시키는 것이 중요하다. 왜냐하면 방광, 신장으로 확산될 수 있기 때문이다.

1단계. 대장균은 소화 부산물을 분해하는 것을 도와주는, 대장 속에 있는 정상세균층의 일부이다. 문제는 대장균이 요로를 통해 염증을 유발시킴으로서 발생된다. 감염이 되면 배뇨 중에 타는 듯한 느낌과 긴장감을 느끼게 된다. 요도관은 방광과 연결되어 있는데 이러한 증상을 느끼지 못한다면 박테리아는 요로에서 방광으로 계속 확산되어 갈 것이다.

2단계. 대장균은 방광에 들어가 번식하여 방광에 감염을 일으킨다. 감염은 방광벽에 염증을 일으켜 작은 모세관을 파괴시킬 수 있다. 모세관 혈점이 방광에 생긴다. 만일 이러한 감염증이 확인되지 않는다면 대장균은 방광에서 신장까지 수뇨관을 타고 여행을 할 것이다.

3단계. 대장균이 신장에 들어가 감염을 유발한다. 등의 통증, 한기, 발열, 메스꺼움을 일으킨다. 여성은 방광 감염증에 훨씬 더 취약점을 갖고 있다. 왜냐하면 여성의 요도관이 남자보다 짧기 때문이다. 여성의 요도관은 약 3인치 정도이고, 반면에 남성의 요도관은 약 10인치 정도인 데다가 박테리아가 방광으로 가는 모든 길을 어렵게 만드는 굴곡을 가지고 있기 때문이다.

유타 주에 있는 베버 주립대학 연구원들은 T-H 당단백질을 갖고 있는 사람은 방광의 감염증에 걸리는 숫자가 훨씬 적다는 것을 발견했다. 왜냐하면 이 물질은 대장균을 꽉 잡고 방광벽에 부착하지 못하게 하기 때문이다. 연구원들은 크랜베리가 대장균이 방광벽에 부착하는 것을 막는 T-H 당단백 같은 물질을 갖고 있다는 것을 발견했다.

치료를 위한 차. 크랜베리 차는 대장균 박테리아를 방광벽에서 막아낼 수 있다. 항바이러스 물질과 항균성의 에키나세아 덕분에 감염증과 싸워 이길 수 있다. 그리고 캐모마일도 대장균과 염증을 막아내기 때문에 편히 잠들 수 있게 도와준다.

비뇨기계 건강을 위한 3가지 차 치료법

크랜베리, 에퀴나세아 혼합물, 취침 시간에 캐모마일

크랜베리 한 봉지와 에퀴나세아 한 봉지를 섞은 것은 면역을 증강시키고, 대장균과 싸우기 위한 낮 동안의 강력한 치료제이다. 차를 차게 또는 얼음을 넣어서 마시면 좋다. 왜냐하면 비뇨기계 감염증은 염증을 유발하여 열을 발생시키기 때문이다. 잠잘 때는 캐모마일 차를 따뜻하게 해서 마셔라. 상태가 호전되면 에퀴나세아는 중지하는 것이 좋다. 그러나 크랜베리 차는 건강 습관으로 만들어라. 원한다면 캐모마일은 규칙적으로 마셔도 된다.

사랑하는 사람들을 위한 차

크고 시원한 유리잔에 얼음을 채운 크랜베리 차는 아늑하고 친밀한 식사에 필요한 원기 회복을 가져다 줄 수 있을 것이다. 요로 감염증은 면역력이 기준치보다 높지 않다는 것을 암시하는 것이다. 재발 가능성을 조심해야 한다.

크랜베리 + 면역

크랜베리와 황기

황기와 크랜베리 차는 톡 쏘는 맛을 내며, 요로 감염증에 뛰어난 방어력을 지닌 풍부한 강장제이다. 황기는 면역력을 증강시키고 크랜베리가 요로 감염증에 더 순조롭게 조절할 수 있도록 돕는 촉매 작용을 한다.

유용한 부위 : 열매

성분 : 구연산, 말산(사과산), 퀴닌산, 안식향산(벤조산), 비타민A, B복합

체, 비타민C, 미네랄, 철과 칼슘이 풍부함

효능 : 영양분이 많은 강장제, 비뇨기 계통과 방광, 신장을 위한 조절제, 순한 이뇨제

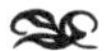

다미아나　　　　　　　　　　　　*Turnera aphrodisiaca*

사랑의 묘약 *Damiana*

멕시코, 아메리카, 아프리카가 원산지이다. 연초록의 작은 관목이며 쐐기 모양 잎과 향기로운 노란색 꽃을 피운다. 이름은 사랑의 신인 아포로디테의 그리스어 'aphrodisiakos'에서 유래되었다. 남성, 여성을 위한 강장제이다.

리비도. 생식기에 영향을 미친다. 남성 호르몬인 테스토스테론을 자극하여 무력증, 생식 불능, 전립선 문제를 감소시켜 준다. 여성에겐 불임증, 적혈구 생성, 호르몬 조절, 건강한 월경 주기를 만들기 위해 돕는다. 그리고 호르몬 과도기, 폐경기의 홍조 현상을 순조롭게 하기 위해 갱년기에 사용한다. 그러나 포도주처럼 많이 마셔서는 안 된다. 허브 최음제는 몸에 조화를 가져다주기 위해 깊은 단계에서 활동한다. 그것은 당신이 삶을 사랑하고 있는 것처럼 느끼게 만든다.

신경 강장. 사랑의 여신은 결코 이렇게 말하지 않는다. "오늘 저녁은 안 돼, 난 머리가 아파" 다미아나는 뇌와 신경 조직을 진정시켜 주고 강화시켜 준다. 신경을 진정시키고 두통으로 인한 긴장 상태를 완화시켜 주고 노이로제를 없앤다. 또한 근육의 상태와 에너지를 개선하는 데도 기여한다. 새로운 힘을 갖기 위해 신장에도 좋다.

특징 : 요실금을 치료하는 데도 도움이 된다. 저녁에 차 한 잔은 괴로운 수면 문제를 해소시켜 준다.

유용한 부위 : 잎

성분 : 휘발성유, 다미아닌, 타닌, 당분, 알부미노이드, 비타민A, B1, B2, C, 철, 마그네슘, 망간, 칼륨, 인, 셀렌, 규소, 나트륨, 아연

효능 : 마약, 강장제, 흥분제, 완화제, 순한 하제(下劑), 영양 공급원

댄드리온   *Taraxacum*

포효하는 작은 식물 *Dandelion*

초원을 사랑하는 많은 사람들에게 댄드리온은 '끈덕진 잔디꽃' 또는 '귀찮은 잡초'로 생각되었다. 영양분 덩어리이며, 비타민 A, B, C, D, 철분 그리고 많은 양의 칼륨을 포함하고 있는 공식적인 약용 식물을 없애고 있다는 것을 깨닫지 못하고 해마다 댄드리온을 제거했다. 모양이 사실상 스스로 물을 주는 것처럼 보여 '성직자의 왕관' 이라고 불려왔다. 땅에 바짝 붙어있으며, 깊은 홈이 파져 있는 끝이 들쭉날쭉한 길고 빛나는 잎을 갖고 있다. 빗방울이 떨어지면 잎에 있는 홈을 통해 사방에서 댄드리온의 곧은 뿌리를 향해 똑바로 내려온다. 봄에, 길고 속이 비었으며 잎이 없는 자주색 줄기는 뿌리에서 똑바로 올라와 한 개의 밝은 노란색 꽃을 피운다. 댄드리온이라는 이름은 15세기 한 외과 의사에 의해 지어졌다. 사자의 치아를 닮았다고 생각하여 '사자의 치아', 혹은 '댄드리온' 이라고 불렀다. 중국에서는 식물 전체를 사용한다. 미국에서는 잎과 뿌리는 분리하

여 차에 선택하여 넣을 수 있다.

댄드리온 잎

빈혈. 잎은 철분을 함유하고 있으며, 적당하게 흡수되도록 돕는 비타민C를 갖고 있다. 빈혈에 마시면 좋은 차이다.

변비. 변비와 팽창감을 경감시켜 주는 순한 완하제이다.

소화. 댄드리온의 쓴맛은 소화기를 활성화시키고, 자연스런 소화액의 흐름을 자극시켜 소화불량을 예방한다.

부종. 칼륨의 함유성 때문에 잎은 안전하고 건전한 이뇨제이다. 대부분의 이뇨제들은 몸의 칼륨을 배출한다. 그러나 댄드리온의 잎은 그것을 회복시켜 준다. 이런 특성으로 댄드리온의 잎은 손, 손가락, 발, 발목, 종아리 같은 말단 부위의 부종에 허브 치료제로 사용한다. 시원하게 또는 차갑게 하여 마셔라!

체중 조절. 건강한 소화와 배설은 체중 조절을 위한 중요한 요인이 된다. 댄드리온의 잎은 둘 다 개선한다.

댄드리온 뿌리

해독제. 만성 중독 상태는 댄드리온의 뿌리로 치료할 수 있다. 농약, 오염 물질, 오염균, 더러운 것들을 제거하며, 관절 마디에 모인 독소들을 제거한다. 다시 말해 관절 부위에 있는 독성으로부터 관절염을 예방하며, 활성산소에 의한 세포 손상도 예방한다.

간의 강장제. 잘 알려진 간의 강장제로서, 뿌리는 간을 시원하게 해주고 깨끗이 한다. 중국과 인도에서는 오랫동안 간의 병, 종기,

종양에 사용하였다.

멋진 겨울 차 ___

겨울에 많이 먹고 적게 활동함으로 몸의 상태가 저하되었
을 때 댄드리온 잎 차는 세정제 역할을 한다. 찌꺼기들도
확 씻어내어 버리고 소화력을 재충전시키고 부종을 완화
시켜 주며 철과 칼륨을 제공한다. 연휴 각종 행사와 모임
의 만찬 후, 경쾌한 새해를 맞게 해주는 차이다.

현저한 기분 변화. 중국 의학에서는 기분의 급격한 변화는 간에
열이 많은데 관련이 있다고 보고 있다. 댄드리온 뿌리는 기분을 포함
한 모든 것을 개선하기 위해 독소를 제거하고 간을 시원하게 한다.

멋진 봄 강장제 ___

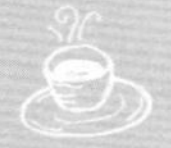

뿌리는 독소로부터 몸을 깨끗이 하기 위한 봄의 강장제이
다. 시원하고 깨끗한 기분으로 따뜻한 봄 날씨를 맞이할
수 있도록 도와준다.

전립선 정화. 뿌리에 있는 이뇨와 항박테리아 특성은 전립선 감
염증을 위해 사용되어 왔다.

류머티즘. 뿌리는 항류머티즘 성분이 있다.

비뇨기 계통. 뿌리는 비뇨기 계통에 좋다. 가끔 특허 의학품 성분으로 사용되기도 하고 요로 결석을 녹이는 데도 사용되어 왔다.

세기에 걸친 사용. 프랑스에서 희고 어린 잎은 봄철 샐러드에 사용된다. 영국에서 꽃은 술을 만드는 데 사용된다. 댄드리온 주스는 가정 의학에서는 인기 있는 소화 강장제이다. 뿌리는 담석을 녹이는 데 사용되어 왔다. 그리고 췌장을 자극하고 인슐린 생산을 증가시키므로, 당뇨병에 보조제로서 사용되어 왔다.

유용한 부위 : 뿌리와 잎

성분 : 잎– 칼륨, 카로티노이드, 비트 글리코시드, 비타민A, B, C, D, 철, 콜린, 테르페노이드 ; 뿌리– 휘발성유, 비트 글리코시드, 타닌, 트리터핀, 이눌린, 스테롤, 콜린, 아스파라긴

효능 : 이뇨제, 항류머티즘, 완하제, 소화 강장제, 해독제, 간 세정제

동콰이(당귀) *Angelica sinesis*

여성을 위한 최고의 뿌리 *Dong Quai*

중국이 원산지이고 당근과의 일종이며, 안젤리카 아르핸젤리카의 근종이다. '청아한 미덕을 지닌 허브' 인 이 식물은 나뭇가지로부터 뾰족뾰족한 윤기가 있는 초록 잎과 작고 하얀 우산과 같은 꽃이 피어나 흘러내리는 듯한 모양을 하고 있다. 뿌리는 갈색이고 통통하다. 중국에서 혼합물에 인기 있는 것으로, 2천년 이상 사용되어 온 여성 강장제이다. 그러나 남성이나 여성 모두 다 건강에 좋은 허

브이다. 건강을 증진시켜주는 광범위하고 풍부한 특성을 지닌 건강
에 유익한 허브이다.

'기' 에너지. 생생한 생명력을 강화시키기 위한 '기' 에너지를
축적하는 고품격의 영양분을 가지고 있으며, 생명력을 지닌 정력 강
장제이다. 정체된 신체의 유동체(예를 들면 혈액 같은)를 움직이게
하는 조절을 하는 허브로 알려져 있다. 신체에 조화와 균형을 유지하
기 위해 온몸에 유동체를 골고루 재분배한다.

소화작용. 훌륭한 소화 조절작용이 있어서 위확대증, 위경련을
가라앉히고, 전체 소화기 계통을 안정시켜 준다.

병에 대한 저항력. 항바이러스성, 항곰팡이, 병에 대한 저항력
이 있으며 박테리아와 싸운다. 셀레늄을 함유하고 있으며 질병에 대
해 자연적인 저항력을 갖게 해준다. 셀레늄 흡수를 도와주는 항산화
비타민E를 갖고 있다. 또한 조직 복구를 위한 규소도 포함하고 있으
며, 건강한 피를 위한 철분과 몸의 면역을 증강시키기 위한 풍부한
영양분을 함유하고 있다.

심장과 혈액. 혈액이 정체된 것을 해소시켜 주기 때문에 동양에
서는 심장 강장제로 가장 널리 효용성을 인증받고 있다. 순환 기능을
증진시키고 심장 기능을 개선시키고 적혈구 세포 생산을 자극시킨
다. 불규칙적인 작은 심장을 안정시켜 주고, 심장의 스트레스를 덜어
주기 위해서 심장 근육을 이완시키는 진정제 효과도 있다.

간. 간의 독성을 없애 주고 정체된 에너지를 분산시킨다.

근육. 근육과 관절을 회복시키는 차이다. 항류머티즘 차이며 말
린 허브 또는 차봉지 허브는 관절염 또는 류머티즘 통증 환부에 습포
를 할 때 외부적으로 사용된다. 국소적인 압박법을 하기 위해 뜨거운

당귀 차에 흰 면으로 된 천을 흠뻑 적셔서 환부에 대고 습포해 보라! 염증을 경감시키고 독소를 없앤다. 그리고 순환을 촉진시키고 고통을 경감시킨다.

신경. 마그네슘, B12 그리고 비타민E를 포함하고 있어 내부의 평온을 위해 영양분을 공급하며 따뜻해지게 해준다.

월경전증후군. 월경전증후군의 긴장을 포함하여 월경 이상을 완화시켜 주는 차이다. 월경전증후군으로 인한 우울증으로 고군분투하는 여성들에게 흔히 부족한 아연, 칼슘을 함유하고 있다.

특징 : 폐경기 여성을 위한 최고의 허브. 호르몬 변화기의 순환에 사용되는 가장 확실한 차이다. 에스트로겐, 황체호르몬 생성을 안정시킨다. 당귀는 에스트로겐의 특성을 지니지 않고도 호르몬을 안정시키는 일을 한다. 활력을 증강시키기 위한 영양분의 가장 강력한 공급원이다. 폐경기에 있어서 2가지 아주 중요한 심장을 지키고, 골다공증에 대항하여 방어막이 될 수 있는 뼈 골수를 만드는 것을 돕는다. 달콤하게 하여 마시면 신경 조직을 진정시켜 주고 내적인 스트레스를 가라앉힌다. 순환을 자극시켜 집중력과 기억을 향상시킨다. 노화를 방지하는 건강에 좋은 많은 양의 비타민E를 갖고 있다.

주의 : 만일 당뇨병이 있다면 당귀를 사용하지 않아야 한다.

유용한 부위 : 뿌리

성분 : 비타민E가 풍부, 철, 비타민A, B3, B12, B복합체, C, 칼슘, 소다, 아연, 마그네슘, 인, 칼륨, 셀레늄, 실리콘-휘발성유, 비트 이리도이드, 송진, 쿠머린, 발레린산, 타닌

효능 : 약효를 잘 퍼지게 함, 혈액강장제, 항경련제, 항염증제. 항바이러스제, 항진균제, 소화강장제, 향류머티즘, 순환촉진제, 안정제, 순한 거담제,

에키나세아   *Equinacea angustifolia, purpurea, pallida*
면역 시스템의 미용제 *Echinacea*

북미산 다년생으로 오늘날 허브 정원에서 제왕격이다. 약용 뿌리를 갖고 있는데, 뚜렷한 면역성을 가진 세 가지 종류를 갖고 있다.

안구스티폴리아(Angustifolia) : 8인치 되는 잎들을 가지고 있고, 커다란 연자주색 또는 보랏빛 꽃을 피우고 원추형 중심을 지니고 있어 '검은 삼손 콘플라워' 라 불린다. 편평한 곳에 흔하다. 수족 사람들에 의해 '미주리 뱀뿌리' 라고 불렸으며, 부패성 질환, 광견병 그리고 뱀에 물린 상처를 치료하는 데 사용하였다. 독소를 제거하고 감염균과 싸운다.

팔리다(Pallida) : 자주색 콘플라워로 늘어진 꽃잎들을 가진 장미빛 자주색 꽃을 피운다. 평원의 인디언들에겐 만병통치약으로 모든 병에 사용되었다. 흰 '살인자' 세포의 생산을 자극하고 적혈구를 조절한다. 림프 기관을 깨끗이 세정하고 종양을 억제하며 항알레르기성이다.

푸르푸레아(Purpurea) : 커다란 자주색 콘플라워로 키가 5피트나 되며 불그스레한 자주색 꽃이다. 직경 4인치 되는 크고 불그스레한 자주색 꽃을 피운다. 인디언들에 의해 만병통치약으로 쓰여졌다. 유럽에서는 아주 소중히 여겨지며 면역계통의 자극제로서 사용된다.

모든 감염증과 면역. 감염증에 널리 쓰이는 일반적인 차이다.

면역을 자극시키고 감기, 독감, 바이러스, 분비 기관의 팽창, 림프관 울혈, 부스럼, 농양, 염증 상태를 회복시켜 준다. 항생제, 외과 수술, 오래 끄는 병에 의해 쇠약해진 면역 체계를 복구시켜 준다. 따뜻한 차가 가장 효과적이다. 알코올과는 비교하지 말라.

에키나세아를 섭취하는 기준은 한 달이 최고이고, 한 달이 지나면 끊는다. 만일 면역력이 아주 약하다면 일주일 이상 섭취하고, 한 달 후 중지하라. 몸의 면역 반응이 매달 새로운 힘으로 나타나 보이도록 하라. 하루 한 컵은 적당하고 효과적인 양이다. 그러나 많은 식물학자들은 더 강력한 치료를 위해 하루 세 컵 이상의 차를 권하고 있다. 하루 세 컵의 차를 마실 때, 일주일 후 끊으면 된다. 만일 한 주 더 다시 시작할 필요가 있다면, 하루 한 컵으로 줄여라.

면역성을 위한 좋은 점. 혈액, 신장, 림프 기관 그리고 간장을 깨끗이 한다. 부패한 세포로부터 건강한 세포를 보호하고, 박테리아, 바이러스, 곰팡이, 세균을 포함한 침입자들과 싸운다. 질병에 대항하여 싸우기 위해 세포 단계에서 일을 하며, T-세포, 항체, 인터페론의 생성을 자극시킨다. 항알레르기성이며 항염증성이다. B복합체 비타민, 적혈구를 위한 철, 튼튼한 뼈와 치아를 위한 칼슘, 질병에 대한 저항을 하는 셀레늄, 조직 복구를 위한 규소를 포함한 건강을 위한 영양분을 갖고 있다.

특징 : 국소적인 피부 조절제. 이탈리아 과학자들의 기록은 에키나세아에 있는 폴리페놀은 태양 방사선에 의해 일어나는 산화 손상으로부터 피부를 보호한다는 것을 보여 준다. 태양에 의해 손상된 콜라겐은 수축 능력을 잃어버리고, 주름살, 거칠음을 보여주며, 암의 전조증상을 일으킨다. 에키나세아에 있는 항산화제는 세포 부패를

막고, 태양 손상의 효과를 최소화한다. 이러한 연구 결과는 많은 유럽의 여성들이 오랜 동안 국소적인 에키나세아 적용이 피부에 놀라울 만한 일을 할 수 있다는 사실을 알고 있었다는 것을 시사한다. 어떻게 해야 적당량을 올바르게 사용할 수 있을까? 에키나세아를 얼굴 화장수로서 사용하라! 그것은 물들이거나 첨가물을 넣지 않은 순수한 에키나세아 허브이다. 얼굴 위에 발라 아주 부드럽게 두드려 주라. 그리고 그것의 치료 효과가 피부에 스며들게 하라!

국소적 에키나세아 사용 방법 : 미리 준비된 차봉지로 국소용 화장수를 만들기 위해서는 다른 허브의 첨가가 없는 단순한 에키나세아를 구입해야 한다. 하나의 차에 2개 혹은 3개 종류의 에키나세아(augustifolia, purpurea, palida)를 사용하는 차를 찾아도 된다. 한 컵의 물에 에키나세아 2봉지를 사용한다. 끓인 물에 차를 우려내어 시원하게 만들어서 사용한다. 면으로 된 둥근 천을 사용하여 에키나세아 물을 피부에 스며들게 하라. 남은 액은 계속 사용하기 위해 냉장고에 넣어 보관한다. 3일마다 신선한 화장수를 만들어 사용한다. 만일 말린 허브를 사용한다면 한 컵에 에키나세아 허브 2스푼으로 화장수를 만든다. 딱딱한 피부를 부드럽게 만들고, '마녀 같은' 피부 상태를 치료하여 준다.

유용한 부위 : 뿌리와 뿌리줄기

성분 : 비타민과 미네랄, 비타민A, B복합체, B3, C 그리고 E, 풍부한 철, 칼슘, 마그네슘, 망간, 칼륨, 셀레늄, 실리콘, 소다, 정유(방향유), 폴리아세틸렌, 다당류, 글리코시드, 송진, 베타인, 이눌린, 세스키테르펜

효능 : 면역 자극제, 변질제, 항균제, 발한제, 항알레르기제, 항바이러스제, 항균류, 항염증제

엘더 *Sambuca nigra*

약초로 만든 '가슴' 약 *Elder*

유럽과 영국이 원산지이며, 두껍고 가지가 난 줄기를 갖고 있고, 가지엔 황록색이며, 가장자리가 뾰족뾰족하고, 깊은 중심에 연결 부분을 가진 창 모양의 잎들이 있다. 작고 우아하고 크림색의 노란 꽃들을 많이 피우고, 자주색 검은 열매 다발들을 맺는다.

흉부와 상부 호흡기 치료

1. 건초열, 알레르기. 상부 호흡기 계통을 깨끗이 하고, 건초열, 호흡 곤란, 가슴이 답답함을 일으키는 알레르기 반응을 최소화하기 위하여 폐에서 나오는 점액을 제거한다.

2. 감기, 기침, 독감. 감기, 기침, 독감 치료에 오랜 역사를 갖고 있다. 뜨거운 차는 깊숙이 파묻혀 있는 담을 움직이고, 호흡기 통로를 깨끗이 한다. 이스라엘에서는 엘더 열매를 감기, 독감, 충혈을 치료하는 삼부카 시럽을 만들기 위해 라즈베리, 구연산과 혼합한다. 엘더, 라즈베리, 레몬을 사용하여 그 차를 만들 수 있다. 뜨거운 엘더베리 와인은 고대 영국에서 감기 치료제였다.

피부(주근깨). 18세기에는 주근깨를 감소시키고, 피부를 하얗게 하는 치료제였다. 차를 피부 강장제로 사용할 수 있다.

편도선염, 염증이 있는 목. 목과 입의 감염균에 뛰어난 가글제이다.

세기에 걸친 사용. 편안한 수면을 제공하는 어린이들의 감기 치료제로서 사용되어 왔다. 염증을 가라앉게 하고, 열을 내리며, 독성을 정화시키기 위해 수두, 홍역 같은 발진성 감염증에 사용되어 왔다. 어린이들을 위하여는 반 정도로 희석하여 사용한다.

유용한 부위 : 꽃과 열매

성분 : 휘발성유, 팔미틴산, 리놀레익산, 리놀레닉산, 트리테르펜, 플라보노이드, 점액, 타닌, 펙틴, 당분, 비타민A와C, 시안화제닉 글루코시드, 비부르닉산, 알칼로이드

효능 : 순환계 자극, 거담제, 담 치료제, 해열제, 이뇨제, 항염증제

에페드라(마황)　　　　　*Ephedra vulgaris, sinica*

흥분제 *Ephedra*

중국, 시베리아, 일본이 원산지이며 모래가 있는 해변이나 온

화한 기후 지역에서 발견된다. 작은 비늘이 있는 잎들이 달린 가느다란 가지들을 갖고 있고 즙이 많은 원추형 열매를 생산한다. 알칼로이드성 소금 에페드린을 포함하고 있으며, 의약품인 에페드린의 공급원이다. 그것은 처음에 중국인 과학자에 의해 분리되었으며 후에 미국에서 약제용 버전을 위해 사용되었다. 아드레날린과 비슷한 교감신경 자극제를 가진 아주 중요한 약용 식물이다. 사용하기 전에 전문가의 지도와 의사 동의를 받아야 한다.

천식. 수세기 동안 중국에서 항천식제로 사용되어 왔다. 점막이 부풀어 오르는 것을 풀어 주고, 공기 소통 중에 일어나는 기관지 발작을 완화시켜 준다.(질경이 차를 사용해도 좋다.)

한기가 드는 감기. 에페드라의 잔가지는 발한을 촉진시키는 작용을 하여 중국에서는 감기와 오한을 치료하는 데 사용되어 왔다.

야한증. 뿌리는 발한을 감소시킨다. 밤에 흘리는 땀이나 만성적으로 땀을 흘리는 상태를 치유키 위해 사용되어 왔다.(대신 세이지 차를 사용해도 좋다.)

주의 : 항우울제를 복용하고 있는 사람이나, 심장에 문제가 있는 사람, 고혈압, 녹내장이 있는 사람에게는 권하지 않는다.

유용한 부위 : 잔가지와 뿌리

성분 : 휘발성유, 알칼로이드, 사포닌

효능 : 항경련제, 해열제, 발한촉진제, 이뇨제, 항박테리아제, 항바이러스제, 발한감소제(뿌리)

유칼립투스 *Eucalyptus globulus*

열병 퇴치제 *Eucalyptus*

원산지는 오스트레일리아의 태즈메이니아이다. 가죽 질감의 커다란 잎을 가지고 있는데, 그 잎에는 '유칼립톨 오일' 이라고 불리는 휘발성유를 분비하는 선이 있다. 강력한 항균성이 있고, 그 나무가 자라는 곳에서는 어디든지 박테리아를 없애는 성질이 있기 때문에 '피버 트리' 로 알려져 있다. 곤충을 퇴치하고 그 주위 공기를 살균하는 효과를 지니고 있어 말라리아와 싸우기 위해 알제리아 공포의 열대 지역에서 재배되었다. 그리고 5년 만에 그 공기는 다시 숨쉴 수 있도록 건전해졌다. 말라리아를 막기 위해 시실리에서도 재배되었다. 유칼립투스는 가장 훌륭한 환경 청정제 중 하나이다.

병실 공기. 병실 내 공기를 정화하고, 박테리아와 세균을 없애기 위해 사용되어 왔다.

세기에 걸친 사용. 흉부 질환을 위해 수증기 흡입을 하는 데 사용되어 왔다. 오스트레일리아 토착민들은 잎을 화상, 물집을 소독하는 데 사용해 왔다.

주의 : 미국에서는 거의 사용하지 않는다. 그러나 기침을 위한 혼합물이나 기침 시럽 속에서 소량 발견된다. 많은 사람들은 유칼립투스가 가슴이 답답한 느낌을 준다고 말한다. 호흡기를 위한 수증기 흡입제로서 항균성을 가진 더 좋은 허브는 타임이다.

유용한 부위 : 잎에서 나온 오일

성분 : 유칼립톨 오일

효능 : 청정제

아이브라이트

기쁨의 신 *Eyebright*

Euphrasia offcinalis

원산지는 영국, 유럽, 아시아, 북미이며, 우아한 작은 관목으로, 8인치 이상 더 크지 않는다. 황야, 황무지, 목초지에서 발견되며, 뻣뻣한 줄기와 톱니 모양의 가장자리를 가진 밝은 초록 잎을 갖고 있다. 20가지 종류 중에서, 잎의 모양은 뾰족한 것, 좁은 것, 둥근 것 등 다양하다. 7월에서 9월까지 작고 하얀 또는 연보라색 꽃송이를 피우는데 노랗게 물들어 있다. 옆에서 자라는 잡초들을 더 잘 자라게 하는 몇 가지 식물들 중 하나이다. 자연은 아이브라이트가 생존할 수 있도록 훌륭한 보장을 해 주었다. 벌이 꽃에 날아들었을 때 꽃가루가 벌의 머리에 온통 떨어진다. 그리고 그 벌이 다음 꽃으로 날아갔을 때, 그가 법석을 떨고 있는 동안일지라도 머리를 꽃에 부딪힘으로써 타가 수정이 이루어진다.

신의 은총

아이브라이트의 공식적인 이름인 Euphrasia는 Euphrosyne에서 왔는데, 그리스 의미로 '기쁨' 이란 뜻이다. Euphrosyne는 세 가지 은총 중 하나로 시력을 보호하기 위한 약으로서 인류에게 주어진 선물이라고 전해져 왔다. 14세기에는 '눈의 모든 나쁜 병' 을 위한 만병통치약으로서, 그리고 '인간의 영혼을 깨끗이 하는 귀중한 물' 의 공급원으로서 간주되어 왔다. 모든 허브 애호가들은 아이브라이트를 단독으로 사용할 수 있는 '특별한 것'이라고 생각하였다. 다른 허브는 필요 없지만 세안수를 만들기 위해 히드라스티스 허브와는 섞어서 사용되었다. 프랑스에서는 눈에 위안을 준다고 하여, 안경의 파괴자로 알려져 있다. 밀턴, 스펜서를 비롯한 많은 시인들의 눈을 사로잡았으며 '좁쌀풀'이라고 불렸다. 밀턴은 실낙원에서 추락한 이후에 아담을 치료해 준 대천사 미가엘의 이야기를 다음과 같이 썼다.

> 미가엘, 아담의 눈에서 안개를 제거하였다.
> 그때 아이브라이트(좁쌀풀)와 루타(핸루다)를 사용하여
> 시력을 깨끗하게 하였다. 더 보아야 할 것이 많았기에.

눈. 지치고 건조한 눈, 충혈된 눈, 감염된 눈, 질환이 있는 눈에 사용한다. 시원한 아이브라이트 차에 눈을 담그면 진정시키는 효과를 볼 수 있다. 만성적인 눈의 피로감에는 하루 세 번 눈을 담가 피로를 풀도록 하라.

컴퓨터로 인한 눈. 사무실에서 컴퓨터에 지친 눈을 보호할 뿐 아니라, 머리를 식혀 주고, 기억력과 시력을 개선하는 데도 좋다.

눈, 코, 목. 눈과 코, 상기도 점막에 작용을 하며, 기관의 윗부분에서 진정작용과 치료를 한다. 건강을 지키기 위한 보호용 차로서 규칙적으로 마시면 좋다. 만일 눈, 코 또는 목의 감염이 되풀이 되는 경향이 있다면, 이러한 부위들을 강화하기 위해 여러 주 동안 마신다. 흡연하는 사람에게도 아주 좋은 보호용 차이다.

애완동물의 눈. 애완동물에 있어 눈의 감염과 염증은 흔하다. 그들은 이러한 눈을 씻어서 진정시키는 것을 좋아한다. 눈을 시원한 차로 세안을 하여 치료하도록 하라. 애완동물의 눈을 또렷하고 건강하게 보호하기 위하여 때때로 사용하라.

건초열. 수렴성 성질이 있어 눈, 코, 목의 점막을 진정시킨다. 그리고 이러한 성질은 건초열에 도움을 준다.

세기에 걸친 사용. 고대에는 '눈의 모든 질병'에 사용되었다. 러시아 민간 의약에서는 지친 눈의 치료제로 언급되었다. 퀸 엘리자베스 시대에 에일 맥주는 아이브라이트로 만들어졌고, 말린 허브는 만성 기관지 감기를 위해 피우는 영국 허브 담배의 재료였다.

유용한 부위 : 꽃이 필 때 뿌리 위 전체 식물.

성분 : 비타민A, C, D 그리고 E, 칼슘, 요오드, 마그네슘, 실리콘, 소다, 구리와 아연, 유프레이즈, 타닌, 만나이트, 포도당

효능 : 수렴제, 부드러운 강장제, 항염증제

펜넬

조절제 *Fennel*

Foeniculum vulgare

원산지는 지중해 연안의 나라들이고, 미나리과에 속하며, 유럽과 영국에서 야생으로 자란다. 키가 크고 우람하며, 커다랗고 광택 있는 줄기와, 줄기에서 교차되는 밝고 깃털이 있는 잎을 갖고 있다. 우산 같은 작고 노란 꽃을 피우며, 감초맛이 나는 녹색을 띤 갈색 열매를 맺는다. 그리스 신화에서 소포클레스에 의하면 프로메테우스는 사람들에게 하늘에서 불을 가져다주기 위하여, 펜넬을 사용했다고 한다. 불은 우리에게 음식을 요리할 수 있는 능력을 주고, 불을 운반한 펜넬은 소화 장애를 위한 치료용 식물로 잘 알려져 있다.

소화 장애 – 소화불량, 속쓰림, 가스, 위산 과다, 변비, 위장의 불쾌감. 소화 장애를 위한 혼합물에 사용된다. 소화 효소 분비를 촉진시키고, 소화 기관을 진정시키며, 경련을 방지하고 영양분 흡수를 도와준다. 또한 힘과 정력을 위한 영양분을 제공한다. 소화 장애를 치유키 위해서는 소화 균형이 회복될 때까지 식사 후 한 컵씩 마시면 된다. 특히, 축제의 계절에 많이 먹고 소화가 안되어 신체 균형이 깨졌을 때 마시면 좋은 차이다.

침침한 시력. 세안수로서 가끔씩 눈에 안개 같은 것이 인식되는 침침한 시력을 개선해 준다. 로마인들은 뱀이 펜넬 즙으로부터 맑은 시력을 얻는다고 믿었다. 펜넬은 부드러운 차이다. 차를 시원하게 하여 상태가 호전될 때까지 매일 눈을 물에 담가 세안하라.

수분 정체. 천연의 이뇨제로서 팽창과 발목, 손, 호르몬에 의한 부어 오른 것을 완화시킨다.

펜넬 '처음과 끝' ___

아침에 펜넬 차를 첫 잔으로서 마시고, 마지막 잔은 전통
깊은 치료법으로 비만을 줄이기 위해 밤에 마신다.

잇몸. 펜넬 차로 가글하면 잇몸 질환, 후두염, 아픈 목에 아주
좋다.

비만과 과체중. 체중 문제를 위해 오랫동안 사용되었다. 많은
허브 애용자들은 날씬한 몸매를 얻기 위해 펜넬을 사용했다.

힘. 그리스에서 마라톤 주자들에 의해 힘과 활력, 마른 체구를
위해 사용되었다. 이러한 사용법을 뒷받침할 수 있는 충분한 영양분
을 가지고 있다. 칼슘, 마그네슘, 망간, 인, 황, 소다, 규소, 철, 셀레
늄, 비타민A, C 그리고 E, 아연을 함유하고 있다.

요로 감염증. 살균력이 있는 휘발성 오일과 요로 안에서 감염균
과 싸우는 이뇨제의 특성을 갖고 있어서 독소를 밖으로 분출해낸다.
요로 결석과 돌을 제거하는 데 사용되어 왔다.

세기에 걸친 사용. 중국 의학에서는 신장과 비장, 요로의 질환
과 복통을 조절하기 위하여 사용되어 왔다.

주의 : 적절한 사용법이 권장된다. 어혈이 있다면 사용을 피하라.

유용한 부위 : 씨

성분 : 살균력이 있는 휘발성유, 필수지방산, 플라보노이드(루틴), 영양
이 풍부

효능 : 순환계의 강장제, 통증과 경련의 완화제, 자극제, 항염증제, 이뇨제, 순한 거담제. 에스트로겐 효과

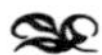

페누그리크(호로파)   *Trigonella-foenum-graecum*
복부 조절제 *Fenugreek*

원산지는 북아프리카와 인도이다. 길고 가는 줄기, 밝은 초록 잎과 빛나는 노란 꽃, 그리고 갈색을 띤 노랑 종자들을 갖고 있다.

위장 장애, 소화불량. 위장 장애를 위한 오랜 역사를 갖고 있다. 중국에서는 복통에 사용한다. 이집트에서는 위장 탈을 일으킨 여행객에겐 보편화된 차이다. 위장을 따뜻하고 편하게 해주는 차로서 항염증제이고 세정제이며, 약화된 위장벽을 덮어씌우고 촉촉하게 해주며 점액을 완화시키는 성분을 갖고 있다. 꿀과 레몬을 첨가한 순한 단풍향의 페누그리크 차는 맛의 극치를 이룬다.

세기에 걸친 사용. 결핵, 귀의 질환에 사용되어 왔고, 혈당치가 낮기 때문에 비인슐린의존성 당뇨환자들을 돕는 데 사용되어 왔다.

특징 : 천연 식물 단백. 단백질과 채식자, 근육을 만드는 사람, 단백질을 흡수하고 소화시킬 수 없는 쇠약한 사람들을 위한 단백질 소화 효소를 갖고 있다.

유용한 부위 : 씨

성분 : 트립토판을 함유한 단백질, 비타민A, B복합체, C, D, 칼슘, 셀레늄, 소다, 아연, 알칼로이드, 점액, 에스트로겐과 같은 스테로이드성 사포닌

효능 : 항염증제, 최음제, 점막보호제, 소화 강장제, 자궁의 자극제

❧

피버퓨(화란국화)   *Chrysanthemum parthenium*

편두통과 알레르기 특효식물 *Feverfew*   *Tanacetum parthenium*

데이지과에 속하며 유럽과 브리튼섬의 토착식물이다. 줄기에 잔털이 많으며 가지가 많고, 털이 많은 부드러운 잎을 가지고 있는 내구성이 강한 식물이다. 작고 노란색의 국화와 비슷한 꽃을 피운다.

알레르기, 천식, 건초열. 알레르기 반응과 건초열에 대항하는 천연 항히스타민제이다. 따뜻한 화란국화 차는 알레르기 반응과 연계된 히스타민 방출을 저해함으로써 천식, 알레르기, 건초열을 완화시켜 준다. 또한 가슴과 비강의 제담, 소염작용과 기관지 경련을 완화시켜 준다.

소화기능 치료. 쓴맛을 가지고 있으며, 소화기관을 진정시키고 강하게 한다. 간을 자극하여 소화 효소 생산을 도와주며 몸을 따뜻하게 하여 소화불량을 해소해 준다.

두통, 편두통. 연구 자료는 진부한 건강관리로 인해 생기는 두통과 편두통을 예방한다고 제시한다. 두통은 우리 몸의 히스타민과 관련이 있고 화란국화는 히스타민 방출을 저해한다. 또한 혈관을 이완시키고 두통을 완화시키는 신경의 강장제 역할을 한다. 화란국화는 간을 자극하는데, 간이 약해지는 것 또한 두통과 연관이 있다. 두통이 발생했을 때 화란국화 차는 두통을 경감시켜 주지만 두통과 편두통이 재발하지 않도록 하는 가장 좋은 방법은 정상적인 건강관리이다.

생리전증후군. 월경시의 두통과 긴장을 늦추고, 자궁을 자극하여 이완시켜 주며, 생리전증후군의 억눌린 감정을 편하게 해주는 이상적인 치료법이다. 또한 막힌 혈액을 흐르게 하거나 혈액이 막히는 시간을 지연해 준다. 간을 자극하여 간 활성 저하와 연관되어 발생하는 예민한 신경과 두통을 완화시켜 준다.

세기에 걸친 사용. 영국에서는 관절염의 소염제로 사용되었으며, 좌골신경통과 신경통의 신경안정제로도 사용되었다.

주의 : 혈액이 묽은 증상이 있는 사람은 주의하여야 한다.

유용한 부위 : 잎, 꽃, 줄기

성분 : 비타민A, C, B복합체, 철, 칼륨, 마그네슘, 망간, 셀레늄, 나트륨, 아연, 휘발성유, 피레트린, 타닌, 세스키테르펜 락톤, 비틀 레진

효능 : 항염증성, 혈관 이완, 자궁 자극, 소화 촉진, 월경 유발, 해충 구제

아마

Linum catharticum

변비 치료제 *Flax*

Linum usitatissimum

아마의 씨는 몇 세기 동안 건강식품으로 간주되어 왔다. 그리스에서 사용되었으며, 8세기 프랑스에서는 권력을 상징하는 필수적인 음식이었고 간디에 의해 추천되었다. 아마의 기름은 아마유로 잘 알려져 있으며 필수지방산의 중요한 공급원이다. 아마 차는 전통적으로 식물 전체를 사용하여 만들며, 변비 치료제로 사용되고 장 청소 및 류머티즘에도 자주 사용된다. 차는 씨로 만들 수도 있는데 이것은 건강을 위한 특별한 목적으로 사용된다.

방광염. 아마씨 차는 비뇨기를 부드럽게 하고, 깨끗하게 하는 데 사용되며 방광의 기력을 높여주는 데 사용된다.

식물화학적 리그난. 아마씨는 식물화학적 리그난을 가장 풍부하게 함유하고 있는 것 중 하나이다. 항암제로 효용성이 있고 유방암, 대장암, 전립선암의 위험성 감소에 도움이 된다. 아마씨 차는 씨를 부순 후에 열탕으로 우려내어서 만든다.

유용한 부위 : 식물전체, 씨

성분 : 오메가-3 필수지방산, 리놀렌산, 리놀레산, 단백질, 미네랄, 섬유, 칼슘, 칼륨, 아교, 시안화수소 글리코시드

효능 : 완하제, 진통제, 항류마티즘, 건강강장제

생강

Zingiber officinalis

매운 뿌리 *Ginger*

생강은 2000년 전부터 잘 알려진 뿌리이다. 생강차를 마시면 머리끝에서 발끝까지 따뜻해진다. 어떤 이는 생강차를 마시면 순환이 잘 되어 다리가 따끔따끔한 것을 느낀다고 말한다.

관절염, 류머티즘, 골다공증, 통풍. 몸을 따뜻하고 편안하게 해주며, 혈액의 흐름을 증가시켜 독소를 제거하고 치료를 촉진시킨다. 관절염, 류머티즘, 골다공증, 통풍의 치료제로 유명하다.

감기, 오한, 수족냉증. 따뜻한 생강차는 거담제로도 사용되며, 냉한 상태 즉 감기, 오한, 울혈 등에 매우 유용하게 사용된다. 감기 증상이 있거나 식욕부진, 수족냉증에 아주 좋은 차이다.

심장 건강. 심장에 아주 좋다. 콜레스테롤을 낮추고 혈압과 심장 기능을 안정시켜 응혈을 예방하고 심장병의 위험을 감소시킨다.

오심, 멀미. 오심과 구역질을 멈추게 하는 어떠한 약보다 좋다. 여행하기 전 생강차 한 컵을 마시면 끝까지 편안하게 여행할 수 있다.

체중 조절과 소화. 침과 단백질·지방 분해 효소를 분비하는 침샘(Saliva타액)을 자극하고, 열량을 소모하는 대사열을 증가시킨다.

세기에 걸친 사용. 18세기에는 다른 허브와 혼합하여 위장을 부드럽게 하는데 사용하였다. 중국에서는 감기, 오한에 사용하였으며, '보양' 이라 여겨지는 비장의 강장제로 간주되었다.

주의 : 적절히 사용. 소화기 궤양이 있는 사람은 피해야 한다.

유용한 부위 : 뿌리

성분 : 알칼로이드, 아교, 페놀, 휘발성유

효능 : 진경제, 살균제, 구풍제, 순환 촉진, 거담제, 강장제

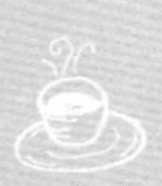

조화의 차 ___

생강의 효력을 얻는 동시에 생강의 강렬함을 부드럽게 하는 놀라운 방법이 바로 페퍼민트와 블렌드를 만드는 것이다. 그러면 생강의 더운 효과가 페퍼민트의 차가운 효과에 의해 순해지면서 원기와 조화를 함께 누릴 수 있다.

은행 *Ginkgo biloba*

늙지 않고 오래 살게 하는 식물 *Ginkgo*

공룡 시대부터 살아온 2억 년이나 된 가장 오래된 나무이다. 알려진 바와 같이 신기한 냄새와 갈라진 두 개의 둥근 돌출부의 잎과 익으면 살구빛을 띠는 작고 둥근 열매가 열린다. ginkgo는 열매 색깔을 나타내는 중국어 Yin Guo 또는 hill apiricot로부터, 갈라진 두 개의 둥근 돌출부를 나타내는 biloba로부터 유래되었다. 은행은 히로시마에 원자폭탄이 터졌을 때에도 홀로 살아남았다. 오늘날 은행나무는 일반적으로 도시에서 볼 수 있으며 오염과 박테리아, 바이러스, 곤충과 같은 악조건에도 불구하고 무성히 자란다. 이렇게 인내한 나무의 잎은 인간에게 건강상 좋은 내구력을 제공하는 눈에 띄는 성질을 가지고 있다.

알레르기 천식. PAF로 불리는 알레르기 물질은 천식과 알레르기를 앓는 사람들에게서 많이 발견되며 알레르기 반응을 일으키는 원인물질로 확실시되고 있다. 은행은 PAF 생산을 막는 데 효과적이며 천식과 알레르기를 앓고 있는 사람들에게 매우 유용한 차를 만들 수 있다. 중국에서 은행 차는 목구멍에 뿌리는 스프레이로 사용되고 있고, 연구 결과들에 의하면 그 스프레이로써 알레르기 반응이 현저하게 줄어든다는 것을 알 수 있다. 은행 차로 스프레이를 만드는 방법은 열탕하여 멸균한 스프레이 병에 한 컵의 물에 두 개의 은행 차 봉지를 넣고 우린 물을 넣어 냉장고에 넣어 두었다가 알레르기 반응이 일어날 때 사용하면 되고 또한 은행 차로 입을 헹구어도 알레르기 반응을 막을 수 있다.

　　혈액 순환. 혈액 순환은 우리 몸의 가장 작은 세포, 모세관, 동맥, 뼈, 근육, 기관 그리고 가장 큰 기관인 피부에 이르기까지 모든 과정을 위한 자양물의 원천이다. 순환시 그 흐름에 장애물이나 방해물이 있으면 세포노화의 촉진과 정맥, 동맥, 말초신경에 이르기까지 조기적인 건강상의 혼란을 초래한다. 더불어 뇌로 피가 불충분하게 흐르면 집중력을 떨어뜨리고 우울증과 기억력 감퇴, 균형감각 및 시각 장애 두통과 뇌졸중을 유발한다. 순환 장애 문제에서 가장 촉망받는 허브 중 하나이다. 뇌와 말초부분의 순환을 자극하여 노화, 기억력 감퇴, 방향 감각 및 청각 장애, 뇌졸중과 같은 많은 증상들을 방지한다. 인생의 황금기에 있는 사람들을 대상으로 3개월간 은행의 영향에 대한 연구를 한 결과 은행은 방향 감각 상실, 기억력 감퇴, 걱정, 이명, 두통 등의 증상을 92%나 감소시켰다. 일반적으로 알츠하이머 환자들 사이에서 발견되는 이런 증상들을 감소시키는 데 효과가 있는 것으로 조사되었다.

　　심장. 순환 강장제로서 건강한 심장을 유지하고 고혈압을 방지하는 등 그 효용성은 절대적이다. 산화 방지제로서 심장을 통과할 때 활성산소를 제거한다. 조사 결과에 의하면 부작용을 유발하지 않고 불규칙적인 심장 박동수를 조절할 수 있는 것으로 나타났다.

　　발작. 뇌졸중은 뇌에 혈액 공급량이 적거나 장애를 일으키면 발생한다. 미국에서 일반적으로 사망에 이르는 두 번째 원인에 해당한다. 은행은 혈액 순환을 개선하여 건강을 유지하기 위해 필요한 연료인 산소와 포도당을 뇌에 좀 더 많이 공급한다. 또한 뇌졸중을 유발하는 뇌동먹 경련을 방지하는 것으로 밝혀졌다.

　　세기에 걸친 사용. 중국에서 천식, 울혈, 폐 질환, 청각 장애, 장

수를 위해 사용되어 왔다. 전통적인 중국 의약품으로 그 효용성을 향
상시키기 위해 다른 허브와 혼합하여 사용한다.

유용한 부위 : 잎과 씨앗

성분 : 잎 – 플라보노이드 징코사이드, 케르세틴, 프로안소시아닌, 락톤,
테르펜, 사이토스테롤 ; 씨 – 바이오플라본, 미네랄, 지방산

효능 : 잎 – 신경진정제, 자극제, 수렴제, 발한성 ; 씨 – 수렴제, 항진균
성, 항균성

인삼

강장제의 왕 *Ginseng*

Chinese, Korean, Asian : Panax Ginseng,
American : Panax Quinquefolius
Siberian : Eleutherococcus senticoccus acnthopanax

중국, 만주, 동아시아, 북아메리카의 토착 식물이며 한국과 일
본에서는 재배되기도 하는 다년생 식물이다. 줄기가 하나이며 줄기
에 잎이 마주보며 자란다. 잎은 가장자리가 뾰족뾰족한 5개의 소엽

으로 되어 있다. 작고 노란 꽃을 피우며 이것 역시 마주보며 핀다. 꽃이 피고 나면 밝은 레드베리와 같은 열매가 뭉쳐져 열린다. 뿌리는 매우 늦게 자라며 성숙하기까지 3년이 걸린다. 굵은 방추형으로 밝은 노랑에서 갈색을 띠는 고리 모양의 무늬가 있다.

인간 형태의 뿌리

여러 가지 이름으로 불리고 있는데, 다섯 개의 잎 모양 때문에 '다섯 손가락', 열매 때문에 '레드베리', 그리고 중국에서는 '인간의 건강' 또는 뿌리의 형태가 사람 모양을 닮아서 '인간 뿌리'라고도 부른다. 9세기 아랍 내과 의사들이 사용했으며, 루이 14세가 샴의 왕으로부터 선물로 받은 후에 유럽 부자들 사이에서는 유명한 강장제로 인식되었다. panax라는 이름은 만병통치약이라는 뜻의 그리스어 panakos에서 유래되었으며 ginseng은 '세계의 불가사의'라는 뜻이다.

세계의 반대편에 위치하고 있는 곳에서 인삼에 관한 흥미있는 상호 관련성이 드러났다. 중국에서 파낙스 뿌리를 '사람과 같다'는 뜻의 'jin chen'으로 불리고 있는데, 일찍이 아메리카 인디언들도 american panax 뿌리를 'garantoquen'으로 불렀고 뜻도 같다.

중국에서는 황제를 위해서만 뿌리를 채집할 정도로 인삼을 중요시 여겼다. 아메리카에서는 수족의 여성들이 채집한 밝은 색의 뿌리를 최상으로 간주하였는데, 수족 여자들은 채집한 뿌리를 통속의 물에 담그고 길이 방향으로 막대로 깨끗하게 돌려가면서 씻었다.

뿌리의 외관이 인삼의 효용성을 결정한다. 감정사들은 크기가 클수록, 색이 밝을수록, 통통할수록, 부러진 것이 없이 자연 상태에 가까울수록 최상급으로 간주한다.

백삼은 찬 성질이어서 여름에 적절하고, 홍삼은 따뜻한 성질이어서 겨울에 적절하다.

다양한 용도로 쓰이는 뿌리

다른 종류는 독특한 단일 효능을 가지고 있는 반면 인삼은 일반적으로 다양한 효능을 가지고 있어서 강장제의 왕이라 불린다. 반대 성질을 조율하고 몸이 스스로 스트레스를 방어하도록 도와주는 강장제이다. 몇 세기 동안, 인삼은 장기를 강화시키고, 신경을 안정시키며, 심장의 두근거림을 멈추게 하고, 눈을 밝게 하며, 정신능력을 증가시키는 데 사용되어 왔으며, 젊어지는 느낌을 준다.

많은 아시아 사람들은 인삼을 어릴 적에 먹는 것은 낭비하는 것으로 생각하며, 나이가 들어서 먹어야 에너지를 증가시키고, 정력, 근력, 피부미용, 스트레스에 대한 저항, 면역력 향상에 더 효과가 있다고 느끼고 있다. 인삼이 스트레스, 허약함, 약함 그리고 나이를 먹어감에 따라 발생하는 문제들의 강력한 해독제라는 것은 일반적으로 인정되고 있다. 뇌하수체와 부신에 작용하며 신경계에 자극을 줘 피로를 감소시킨다. 또한 기운을 돌아주는 효능으로 몸을 강하게 만들어 주는 고형분의 영양소도 함유하고 있다.

인삼은 세포 노화를 막아주는 항산화제이며, HDL(좋은 콜레스테롤)을 증가시켜 혈당치 조절을 돕고, 조직 구석 구석을 청소하며, 백혈구와 적혈구 생산을 자극하여 질병에 대해 방어 능력을 높인다. 내분비계의 호르몬 분비를 증가시켜 발기 부전과 불감증에 효과가 있어 성욕을 위한 강장제가 되기도 한다. 특히 신경의 이상으로 생기는 무기력증과 우울증 치료에 유용하다. 이러한 효과를 얻기 위해서는 적절한 사용이 필요하다.

중국에서는 5000년 동안 대부분의 질병 치료에 일반적으로 소량의 인삼이 사용되었고, 인삼을 씹어 먹으면 활력이 증가되고, 심신쇠약을 회복시키며, 폐의 이상을 치료하고, 종양을 녹이며, 생명을 연장시킨다.

한꺼번에 많은 양을 복용하는 것은 적은 양으로 꾸준히 먹는 것보다 못하다. 강장제용 식물이므로 효과가 갑자기 나타나기보다는 지속적으로 차츰 차츰 나타난다. 꾸준히 복용할 수 있는 가장 쉽고 저렴한 방법은 차로 먹는 것이다.

주의 : 염증이 있거나, 기관지염, 고혈압 또는 다른 흥분제를 복용하고 있는 사람은 피해야 한다.

유용한 부위 : 뿌리(8월에 채집한 것으로 통통한 상태를 유지하고 있는 것)

성분 : 사포닌(진세노사이드와 같은 호르몬), 휘발성유, 스테롤, 녹말, 펙틴, 레신, 비타민B1, B2, B12, D, 지방, 철, 칼슘, 망간, 바나듐, 구리, 아연, 항산화제

효능 : 항우울제, 강장제, 적응소 효과, 강정제, 신경진정제, 면역계 자극, 혈당과 콜레스테롤치를 조절

히드라스티스

진기한 뿌리 *Goldenseal*

Hydrastis canadensis

미나리아재비과에 속하며 특이한 모양으로 알려져 있는 숲이 많은 캐나다와 미국 동부 지역에서 자라는 고가품이다. 줄기는 털이 많이 나 있으며 털은 아래로 처져 있고, 잎은 진한 녹색으로 털과 주름이 있다. 먹을 수 없는 빨간 열매를 맺으며 연한 녹색의 꽃을 피운다. 인디언 치료사들은 일찍이 땅 속에 있는 히드라스티스의 효용성을 알았다. 길게 뻗어 있거나 덩어리져 있는 것 등 일정하지 않은 모양을 가지고 있는 뿌리는 밝은 노란색을 띠며 훌륭한 약재이다.

자랑스러운 전통

인디언 체로키족은 '암을 치료하는 체로키' 라고 부르며 국소적인 염증이나 소화기 계통의 이상을 치료하는 데 사용하였다. 이러쿼이족(인디언)은 백일해, 간의 이상, 심장병, 발열 증상 치료에 사용하였다. 노란색 뿌리, 오렌지색 뿌리, 심황 뿌리, 눈의 뿌리, 눈의 향유, 인디언 페인트, 인디언 염료 그리고 잎과 붉은 열매가 라즈베리와 비슷해서 땅나무딸기 등 여러 가지 이름으로 불리고 있다. 최초의 정착민들은 아메리카 인디언 원주민들로부터 그 효능을 배웠고 노란 즙은 옷감과 얼굴을 물들이는 데 사용하였다. 히드라스티스라는 이름은 뿌리 표면에 전년도 줄기의 흔적이 남아서 생긴 바다표범의 무늬와 비슷한 무늬가 있기 때문이다. 약재 목적으로만 사용되는 허브 중 하나로 3년을 자라야 약재로서 효용성이 있고, 4년째부터는 죽는다. 번식시키기 어려워 가장 키우기 까다로운 허브 중 하나이다. 허브와 허브요법을 좋아하는 사람에게 히드라스티스 차 한 상자는 보물처럼 사용된다. 히드라스티스는 먼저 외부에 사용하는 것을 생각해야 하며, 체내에 사용하는 것은 소량 사용해야 한다.

눈의 향유. 눈 염증에 유용한 항생제이자 수렴제로 충혈, 결막염 그리고 눈의 다른 감염증에 사용되어 왔다. 차로 눈을 씻거나 따뜻한 차봉지로 눈을 덮어서 치료한다.

황금의 가글제. 잇몸 질환, 구강 염증, 목구멍 염증에 강력한 치료제로 붓고 악화된 조직을 소독하고 건조하게 한다. 그리고 감염 전이되는 것을 막아준다. 입을 헹굴 때 사용하면 좋다.

점막. 강장제 또는 점막 소독제로 잘 알려져 있다. 머리에서 발끝에 이르기까지 모든 부위에서 염증을 감소시키고 가래를 없애주며, 강력한 항바이러스와 항균작용으로 점막층의 염증을 일으키는 감염물질에 대항한다. 특별히 심한 감기에 걸려 가래로 꽉 막혔을 때 히드라스티스를 마시면 점액을 신속히 제거해 주고 세균이 퍼지는 것을 막아주며 몸을 진정시켜 준다. 특히 호흡기 윗부분의 감염과 건강에 좋지 않은 장내세균을 조율하는 데 뛰어나다.

질 감염. 이것은 고급 처방으로 염증과 효모의 감염으로 목욕으로 제거할 수 없는 조직이 있는 질 세척을 위해서도 사용할 수 있다. 히드라스티스 차를 세정기 홀더에 부어서 물과 함께 사용하면 된다. 감염을 예방하기 위해 사용하는 동안이나 사용 후에 확실히 조직이 전체적으로 깨끗하게 된다. 효과를 유지하기 위해 몇 달에 한 번씩 해도 뛰어난 효과가 있다.

상처. 소독제와 치료제로서 가장 좋은 것 중의 하나로 세균을 죽이고, 조직에 막을 형성하여 감염을 막아준다. 상처를 치료하는 데 광범위하게 사용할 수 있으며, 체로키는 전쟁에서 돌아온 사람들의 총상을 입은 상처에 새살을 빨리 돋게 하는 데도 사용된다. 모든 상처 또는 세균 감염을 일으키는 습진, 지루증(지방이 과다하게 분비되는 피부병), 농가진, 베인 상처, 발진, 궤양, 백선(버짐)과 홍역 등의 세척제로서 사용해도 된다.

세기에 걸친 사용. 월경 이상, 특히 과다 출혈을 처방하는 데 사용되어 왔으며 폐경기로의 전환 때 폐경기 출혈을 감소시켜 준다. 또한 소화계 이상, 간의 이상, 낭창, 건초열, 치질, 순환 장애, 모든 종류의 위장 감염에 사용되어 왔다. 척추 신경 강장제로 불리어 왔으며 수막염 치료에도 사용되었다. 성병 치료에도 사용된 전통이 있으며 퀴닌(말라리아 치료제)의 천연 대용품이다.

주의 : 체내 문제를 위해 사용할 때 매우 신중히 사용해야 하는 허브이다. 원하는 효과를 위해서는 많이 사용할 필요가 없다. 히드라스티스 차 한 잔을 천천히 홀짝거리며 마시면 만성감기에 의한 가래, 가슴의 울혈을 근원적으로 해소해 주며 대장의 경련 또는 대장염에 의한 발적을 없애 준다. 8~10일 이상 사용해서는 안 되며 그렇지 않을 경우에는 며칠에 한 번씩 사용하는 것이 좋다. 매우 건조한 성질과 약성이 강한 이유 때문에 약초 혼합에 소량 사용된다.

많은 양을 사용하는 것은 독성을 유발한다. 심장병, 고혈압, 당뇨병, 녹내장, 발작의 병력이 있거나, 저혈당증이 있는 사람에게는 권하지 않는다. 히드라스티스의 성분 중 베르베린은 혈압을 강하시키고 또 다른 성분인 히드라스틴은 혈압을 상승시킨다.

유용한 부위 : 뿌리와 가근(헛뿌리)

성분 : 비타민A, B복합체, C, 칼슘, 인, 칼륨, 마그네슘, 셀레늄, 아연,

철, 밍간, 실리콘, 알칼로이드 버베린, 히드라스틴, 카나딘, 휘발성유, 쓴맛

효능 : 혈액순환강장제, 소화강장제, 점액 정화, 체질 개선, 완하제, 건위제, 수렴제, 항생제, 항바이러스제, 항균제

고투콜라(산스크리트어 : MADOOKAPARNI) *Centella asiatica*
두뇌를 위한 약초 *Gotu Kola*

실론(스리랑카)의 토착 식물이며 인도 전승의학에서 신성시되던 식물로 아무 곳에서나 특별히 까다로운 조건 없이 잘 자라는 가느다란 포복 식물이다. 코끼리가 좋아하는 이 식물은 코끼리의 긴 수명과 기억력의 원인으로 알려져 있다.

두뇌 음식 – 기억력, 학습능력, 집중력. 뇌를 위한 강장제로 알려져 있다. 피를 깨끗하게 하고 중추신경계를 자극하며, 혈액순환을 좋게 하여 뇌의 산소흡수를 증가시킨다. 사고를 명료하게 하고 관점을 뚜렷하게 하며 집중력을 향상시킨다.

학습 부진. 인디언의 연구에는 학습능력이 낮은 아이들에게 고투콜라를 먹임으로 표준테스트에서 IQ가 높아지고 행동 숙련도가 더 향상됨을 보여주고 있다.

호르몬 균형. 호르몬 조절 능력 때문에 '영원한 젊음의 비밀' 로 알려져 있다. 뇌하수체와 갑상선을 자극한다.

유용한 부위 : 풀잎

성분 : 비타민A, B복합체, C, K, 철, 리보플라빈, 마그네슘, 망간, 인, 나트륨, 아연

효능 : 혈액 순환 촉진, 갑상선 향상, 신경안정제, 강장제, 이뇨제, 순한 완하제

❧

녹차, 우롱차, 홍차 *Camellia sinensis*
전설이 깃든 차들 *Green, Oolong, Black*

중국의 토착 식물이며 가장 오래된 약초 중의 하나인 녹차나무는 도그우드 로즈와 유사한 흰색의 꽃을 피우는 키가 큰 상록 관목이다. 중국 의학의 아버지라고 불리는 신농 황제가 끓는 물에 신선한 잎을 넣어 먹은 후인 기원 전 2737년부터 차로 유명해지기 시작한 관목이다. 오늘날, 3000종 이상(적어도 1000종 이상)의 관목이 존재하고 녹차, 우롱차, 홍차가 이들 관목으로부터 생산되는 100여 종의 차들 중 가장 유명한 차이다.

녹차는 신선한 잎으로 만들고, 우롱차는 약간 발효시킨 잎으로 만들며 홍차는 완전히 발효시킨 잎으로 만들며 가장 자극적이다. 또한 이 3종류의 차는 같은 관목으로 생산하며, 나라마다 녹차, 우롱차, 홍차를 특성화하여 생산하고 있다. 중국은 3종류를 다 생산하며, 일본은 녹차를 특화하여 대중적인 음료로 알려져 있다. 인도는 아셈 홍차에 자부심을 가지고 있다.

찻잎의 가장 중요한 성분은 일반적으로 타닌으로 불리는 폴리페놀류인데 이것은 식물의 색과 강도, 몸체를 구성하고 가공된 후 맛을 부여한다. 발효 방법은 젖은 잎을 쌓아둠으로써 잎이 산화되어 색깔이 어두워지고 풍미와 향이 변하게 된다. 발효는 세계에서 가장

맛있는 차를 생산케 하지만 약초의 특성을 변하게 한다. 발효가 많이 된 잎일수록 약효가 떨어진다고 일반적으로 알려져 있다. 그러므로 약효는 녹차가 제일 좋고 두 번째가 우롱차이며 가장 발효가 많이 된 홍차는 세 번째이다. 녹차는 일반적으로 새싹이나 끝부분의 두 개 잎을 사용하여 발효시키지 않고 말린 신선한 잎으로 만들며 황록색 액체이다.

건강과 면역. 녹차의 폴리페놀은 비타민E보다 200배나 뛰어난 강력한 항산화제이다. 녹차는 항암 카테킨을 함유하고 있다. 이것은 발암물질, 독소, 활성산소로 인한 손상으로부터 세포를 보호하며 방사능 물질인 스트론튬90으로부터 뼈를 지키는 데 도움을 준다. 카테킨은 또한 항균작용과 콜레스테롤을 낮추며 지방 대사도 돕는다. 혈압을 강하시키며, 혈당조절을 도와주고 심장을 자극함으로써 심장혈관 질병을 예방한다. 또한 항바이러스 효과가 있어 감기, 독감 그리고 바이러스에 대한 저항력을 가지게 한다.

건강한 치아와 잇몸. 녹차는 건강한 치아를 위해 필요한 불소 함량이 높고, 불소화합물은 충치를 예방하며 잇몸 질병에 저항성을 가지게 한다.

호흡 곤란. 녹차는 호흡기 문제들, 천식, 호흡곤란 등을 위한 기관지 확장제이며 충혈완화제로 호흡을 편하게 도와준다.

자극제. 녹차는 한 컵당 40~50mg의 카페인을 함유(커피의 절반)하고 있는 자극제이다. 몇 시간씩 잠들지 않고 명상을 하는 스님들이 자주 애용한다. 일본의 차 마시는 법에 말차라 불리는 녹차는 건조한 어린잎을 매우 고운 녹색 분말로 갈아서 만든 것이다. 분말한 스푼을 컵에 넣고 끓는 물을 부어 대나무 막대로 휘저으면 된다.

녹차는 향이 좋기 때문에 끓기 직전의 물이 맛을 위해 가장 적합하다. 쟈스민 차는 녹차에 쟈스민 꽃을 넣은 것이다.

산사나무

심장에 좋은 약초 *Hawthorn*

Cratagus oxyacantha
Cratagus monogyna

일반적으로 유럽, 북아프리카, 서아시아에서 자생하며 따뜻한 초록 잎과 검붉은색의 가지, 흰 빛깔의 우아한 꽃송이, 반짝이는 가루를 뿌린 듯한 붉은 자줏빛 열매들이 열리는 장미과의 관목이다. 30피트 정도까지 자라기 때문에 울타리로 이용하기도 한다. 산사나무는 그 특성에 따라 많은 이름을 가지고 있다.

5월에 꽃을 피우기 때문에 '5월 개화', 빠른 속도로 자라기 때문에 '빠른', 가시 때문에 '화이트쏜', 푸슬푸슬한 열매 때문에 '호우', 울타리로 이용되기 때문에 '헷지쏜'으로 불린다. 기원 후 예수의 가시 면류관을 만드는 데 사용된 관목으로써 '신성함'을 나타내는 허브가 되었다. 고대 로마에서는 마법과도 같은 성질을 가진 것으로 여겨졌었고, 그리스에서는 희망과 기쁨의 상징으로 여겨졌다.

심장 건강. 동맥의 혈관 흐름을 원활히 하여 혈액순환을 향상시키는 심장 강장제이다. 즉 산소의 결합능력을 증가시켜 심장 박동수를 조절하고 혈압을 안정시킨다. 산사나무는 이완작용을 하여 신경계의 스트레스를 경감시키고, 뇨의 정체를 막는 이뇨제로써 작용을 하여 심장을 건강히 하는 가장 큰 두 가지 요소를 조절할 수 있다. 그러므로 불규칙적인 맥박과 고혈압, 심계항진을 치료하는 데 사용되었다.

다리의 혈액순환. 좌식생활을 하는 근래의 컴퓨터 세대들은 다리에 혈액순환이 부족해질 수 있다. 산사나무 차는 장시간 앉아 있어 다리가 저려올 때 이를 개선할 수 있으며, 말초부분의 혈액순환이 어려운 나이든 사람일수록 효과는 크다. 중국에서 산사나무 열매는 '샨쟈'로 불리며 의약품으로 사용되고 있다.

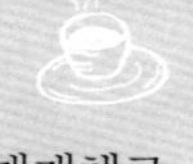

5월 개화 차 ___

산사나무는 의식에서 기쁨과 축복을 전달해주는 매개체로 사용되며 산사나무 열매 차는 혈액순환을 개선할 뿐만 아니라, 심장, 신장, 그리고 신경계에 이르기까지 풍부한 영양소를 공급하는 원천이다.

기억력과 집중력. 뇌의 혈액공급을 개선하므로 무거운 머리를 맑게 하고 기억력과 집중력을 향상시킨다.

유용한 부위 : 잎, 꽃, 열매

성분 : 비타민C, A, B복합체, 나트륨, 실리콘, 철, 망간, 마그네슘, 칼륨, 셀레늄-사포닌, 글리코시드, 플라보노이드, 타닌, 프로시아니딘, 트리메틸아민

효능 : 심혈관 강화, 혈압강하제, 혈관확장제, 근육이완제, 수렴제, 진경제, 이뇨제

히비스커스

블렌드를 위한 향상물 *Hibiscus*

향기로운 맛을 가진 아욱과의 식물이다. 단맛과 비타민C는 블렌드에 향을 증가시키고 조화를 가져오게 한다. 진정시키는 성질을 갖고 있다.

유용한 부위 : 꽃

홉

'편안한 밤'을 선사하는 꽃 *Hops*

Humulus lupulus

유럽과 영국에 자생하는 홉은 어두운 녹색을 띠며, 심장 모양의 잎과 녹색의 작은 솔방울과 유사한 암꽃을 피우는 넝쿨식물이다. 네덜란드에서 14세기보다 훨씬 더 이전부터 맥주 양조에 사용된 것으로 알려진 식물이다. 영국 맥주에는 16세기 이전에는 사용되지 않았는데 헨리 4세의 통치기간에는 이것이 '건강에 해로운 잡초'로 불리며 재배가 금지되었다. 비타민과 미네랄 함량이 높고 항생력, 멸균력, 항균력, 긴장을 완화하여 경련을 멈추게 하는 능력 등 건강에 전혀 해롭지 않다. 쓴맛을 가지며 소화에 도움이 된다.

여성을 위한 홉. 홉은 안정제 역할을 하는 천연 에스트로겐을 함유하고 있어 여성들의 긴장, 생리전증후군과 폐경기 증상인 불안, 불면증의 전형적인 처방제이다. 또한 민감한 내부 증상, 게실염, 대장염, 소화불량, 울혈, 히스테리를 포함한 신경 이상에 사용되어 왔다. 홉은 체액의 정체를 감소시키는 아스파라긴을 함유하고 있으며, 간을 자극하고 피를 깨끗하게 하고 약초로서 건강을 유지시키며 피부를 깨끗하게 한다. 증기로 찐 홉 차는 인후과 가슴의 이상에 좋다.

그러나 남성은 원하지 않는. 홉이 함유하고 있는 에스트로겐 때문에 남자에게는 성욕을 감퇴시킨다. 그 때문에 헨리 4세는 홉을 싫어한 것 같다.

불면증. 충분한 숙면을 취하기 위하여 야간에 마시는 차로 자주 사용되어 왔다. 메스콰키 인디언들은 수면을 돕기 위해 베개를 홉으로 채웠고, 진정제 역할을 하는 홉 베개는 오늘날에도 여전히 사용되고 있다. 꽃가루에 예민한 피부를 가진 사람이 홉 베개를 사용하면 발진이 생길 수 있다.

유용한 부위 : 꽃

성분 : 비타민A, B복합체, B3, 칼륨, 인, 칼슘, 마그네슘, 망간, 셀레늄, 실리콘, 나트륨, 철, 아연, 구리, 요오드, 불소, 염소-휘발성유, 비틀 레진, 타닌, 에스트로겐 물질, 아스파라긴

효능 : 고위신경중추 안정, 진경제, 항생제, 소화제, 살균제, 이뇨제, 수렴제, 진통제, 구충제, 해열제

허하운드(쓴박하) *Marrubium vulgare*

거담제 *Horehound, White*

민트과에 속하는 이 유럽종은 영국 토착 식물로 드물기는 하지만 유럽 전역의 황무지나 길가에서 야생으로 자란다. 줄기에 가지가

나 있는 무성한 식물이며 부드러운 느낌과 털로 덮인 듯한 외모를 가지게 하는 흰 털로 가득 찬 주름진 잎을 가지고 있다. 신선한 잎은 사향 냄새가 나며 작고 하얀 꽃을 군락으로 피운다. 이집트의 제사장에 의해서 '별의 눈', '황소의 피', '호루스의 종자' 라 불리며 소중히 여겨졌다. 이것은 한때 갑작스런 병이 '마법의 주술' 로 간주되었기 때문에 마법을 쫓는 약초로 존중되었다. 로마에서는 뱀에 물렸을 때, 그리고 광견병에 걸렸을 때, 해독제로 사용되었다. 옛날 영국에서는 건강을 위한 알코올 음료로 박하 에일(맥주의 일종)의 양조에 사용하였다.

폐를 위한 거담제. 탁월한 거담제로 가래로 둘러싸인 것을 제거하는 흉부 질환 처방제이다. 폐의 문제, 천식성 가래, 가래로 인한 호흡 곤란, 오래된 고질적인 감기, 가래가 나오는 감기, 숨이 찰 때, 호흡이 짧을 때 사용하는 처방제이다. 거담제로 사용할 때 몇 시간에 한 번씩 반 컵 정도 마시면 된다.

세기에 걸친 사용. 자궁근종을 치료하기 위해서도 사용하였다.

유용한 부위 : 잎과 꽃

성분 : 비타민A, B복합체, C, E, 철, 칼륨, 고미질 마루비움, 휘발성유, 레진, 타닌, 지방, 설탕, 왁스

효능 : 거담제, 관장제, 강장제, 발한제, 이뇨제, 소화제, 용해제, 구충제

홀스테일(쇠뜨기) Equisetum hyemale

치료 줄기 *Horsetail*

평범한 약초 중에서도 가장 평범한 것으로 광택이 나는 풀이지만 선사시대 이전에는 아주 큰 나무로까지 자랐다. 쇠뜨기의 가장 흥미 있는 성상은 잎이 없고 실과 비슷한 접합된 줄기를 가지며 예리한 각을 형성하는 가지와 끝부분이 면도칼처럼 생겼다. 쇠뜨기는 근본적으로 무색 무미하다. 신화에 따르면 쇠뜨기가 자라고 있는 것을 발견한다면 그것은 땅 속에 지하수가 흐르거나 샘이 있다는 것을 의미한다. 오스트레일리아에서 '면도 풀', '병 닦는 솔', '작은 목장 파이프', '네덜란드의 골풀', 그리고 '오크'로 불리며 열매를 맺지 않는 이들 엽상체는 당당히 하늘로 뻗어 있다. 조직의 회복을 위해 필요한 규소를 가장 풍부하게 가지고 있는 것 중 하나이다. 약초학자 쿨페페(Culpepper)는 쇠뜨기의 줄기가 '심하게 다친 근육도 재생'할 수 있다고 기록하였다.

조직 회복. 높은 규소 함량 때문에 내·외부의 상처를 위한 천혜의 음식이다. 내부의 상처를 위해 쇠뜨기 차를 마시면 출혈을 멈추게 하고 상처가 회복되는 것을 도와준다. 이러한 점 때문에 출혈성 궤양, 낭포성 궤양, 치질, 과도한 출혈을 하는 생리에 유용하다. 만약 치질로 급히 병원에 가야할 상황이라면 쇠뜨기 차는 매우 뛰어난 효과를 줄 것이다. 외부 상처에도 붕대에 찻물을 흠뻑 적셔서 사용하면 출혈이 멎고 치료가 되는 효과를 볼 수 있다

코피. 코피를 멈추게 한다. 코피가 나는 상황에서 두려움을 줄이려면 쇠뜨기 찻물을 흠뻑 적신 깨끗한 천이나 따뜻한 차봉지를 사

용하여 콧구멍을 눌러주면 된다. 할 수 있다면 찻물을 코 안으로 떨어뜨려 보라. 119를 부르는 시간 동안 찻물로 처방하면 된다.

머리카락, 피부, 손톱. 규소와 칼슘이 풍부하여 약한 손톱을 두껍게 하고 건조한 머리카락과 피부 조직을 회복시켜 강하게 한다. 머리카락, 피부, 손톱은 규소를 포함하고 있다. 폐경기 이후의 여성이 머리카락과 피부 그리고 손톱을 적절한 형태로 유지하기 위해서는 쇠뜨기 차가 매우 좋다.

허약한 폐. 쇠뜨기에 있는 규소는 건강한 폐조직과 조직 회복을 위해 필수적인 것이다. 이것은 폐의 이상과 호흡기 문제에 사용한 오래된 처방법이다.

신장 건강. 신장을 위한 강장제이며 수종, 신장결사, 신장염, 신장결석을 포함한 신장병에 사용되었다. 쇠뜨기 차를 매주 마시면 면역체계를 높여 건강한 신장을 유지할 수 있다.

전립선과 요로. 요로 염증을 감소시키고, 감염을 치료하며, 독성 제거를 하는 온건한 이뇨제 역할을 한다. 요로에서 화끈거리거나 따끔거리는 불편한 첫 번째 증상이 오면 쇠뜨기 차는 그날 바로 증상을 없애준다. 심지어는 감염된 것까지도 치료해 준다. 또한 어린이들의 방뇨시 통증, 요실금, 야뇨증에도 사용되어 왔으며, 전립선 비대를 예방하기 위해 전립선을 깨끗이 하는 데도 사용되었다.

눈꺼풀의 팽창. 따뜻한 쇠뜨기 차봉지를 눈 위에 얹어 두면 눈의 떨림과 눈꺼풀의 팽창을 감소시켜 준다. 중국 의학에서는 결막염과 각막의 뒤틀림을 포함한 눈의 이상에 사용하였다.

잇몸 출혈. 쇠뜨기 차로 가글하면 잇몸 출혈이 멈추고 조직을 회복하는 데 도움을 준다.

특징 : 특이한 자기력

아유르베다(인도의 전통 치료법) 의서에서는 규소가 신경에 '자기력'을 부여하는 능력이 있는 것으로 평가하였다. 홀스테일의 규소는 자연적으로 발생하는 형태의 규소로 신경, 뇌세포, 눈, 머리카락, 손톱, 치아, 피부 그리고 모든 신체 내부 조직을 비옥하게 만든다. 아유르베다의 전통에는 규소가 부족하면 신경질적이고 짜증을 잘 내며 활기가 없다고 말한다. 규소가 충분하면 활기차고 에너지가 넘치며 몸의 조화가 훨씬 좋아진다.

유용한 부위 : 줄기

성분 : 규소와 칼슘의 풍부한 공급원, 비타민A, B1, B2, B3, B5, C, E, 셀레늄, 마그네슘, 칼륨, 인, 철, 망간, 나트륨, 염소, 아연, 코발트, 금, 은, 백금, 로듐-알칼로이드(니코틴 포함), 사포닌, 타닌, 플라보노이드, 피토스테롤

효능 : 상처치유제, 수렴제, 이뇨제, 지혈제, 강장제

히솝

Hyssopus officinalis

생명의 호흡 *Hyssop*

남부유럽 원산으로 직사각형의 줄기, 가늘고 직선인 잎, 푸른색의 꽃이 윤상체로 피는 털이 많은 상록수이다.

이름은 '신성한 허브'라는 의미를 지닌 azob라는 그리스어에서 따온 것이다. 팔레스타인 언덕에서 자라는 허브 중 하나이고, 전통적으로 신성한 장소를 청소하는 데 사용되었다.

호흡기계 세정제. 가슴을 시원하게 하고 갑자기 생긴 가래를 제

거하는 거담제 역할을 한다. 호흡기계 건강을 유지하고 점막 염증을 감소시킴으로써 몸 전체의 점막을 강하게 하는 우수한 치료제이다. 점액 울혈과 막의 염증은 박테리아가 번성하여 면역계를 손상시켜 다음과 같은 점액 관련 질병에 더 민감하게 한다.

1. **천식 발작과 알레르기 반응.** 천식 발작과 알레르기 반응이 있을 때 청결제로서 히솝 차를 마셔보라. 건강 치료제로서 히솝의 거담작용을 확인하게 될 것이다. 유명한 식물학자인 그리브스(E. M. Grieves)는 히솝 차가 "훌륭하게 거담작용을 촉진시킨다."고 기록하고 있다. 독성이 알려지지 않았으며, 필요하다면 더욱 자주 사용한다고 해도 전적으로 안전하다. 치료제로 계속 사용하면, 언젠가 발작이나 알레르기 반응이 자주 나타나지 않는다는 것을 알게 될 것이다. 진정한 치료의 길로 접어들고 있는 것이다. 점액 울혈이 감소되면, 생명의 호흡이 더욱 더 깊게 내쉬어지게 된다.

2. **기관지염과 만성 기관지 울혈.** 기관지 점액을 제거하고 기관지를 청결하게 하는 데 도움을 준다.

3. **울혈성 기침 감기.** 감기로 꽉 막힌 기분이 든다면, 이렇게 해보자. 점액을 말리는 질경이 차를 마시면 숨을 편히 쉬도록 도와준다. 꽉 막힌 가슴이 20분이나 그 이내에 깨끗해질 수 있다. 그 후에 걸려있는 점액을 제거하고 박테리아가 점액막 뒤에 서식하지 못하도록 히솝 차로 깨끗이 씻어내라. 만성 가슴 울혈을 위해 허하운드와 함께 처방할 수 있다.

4. **호흡곤란, 쌕쌕거림.** 점액 마개를 뱉고 숨을 더 깊이 쉴 수 있도록 하기 위해 히솝 차를 사용해라. 호흡력이 회복될 때까지 복용해라.

류머티즘. 류머티즘성 통증, 근육과 관절의 경직과 염증을 위한 전통치료법이다. 오늘날까지도 여전히 사용하고 있다. 류머티즘성 발작에 대해 하루에 한 번에서 세 번 정도 복용할 수 있다.

세기에 걸친 사용. 자궁섬유증에 따른 불편함을 치료하기 위해 사용된다. 전신의 점액 염증을 위해 역시 추천될 수 있다. 히포크라테스는 늑막염 치료제로서 추천하고 있다. 단순포진에 대항하는 항바이러스성이다.

유용한 부위 : 잎, 꽃, 줄기

성분 : 휘발성유, 플라보노이드, 타닌, 쓴맛

효능 : 거담제, 폐병 약, 흥분제, 구풍제, 항바이러스제, 발한제, 구충제

주니퍼베리　　　　　　　　　　　　*Juniperus communis*

정제된 과일 *Juniper Berries*

덥수룩한 관목으로 소나무과에 속하며 유럽, 북아프리카, 북아시아와 북아메리카가 원산지이다. 짧고 끝이 뾰족한 줄기 위에 가냘프고 가시 같은 바늘이 많이 있으며 핑크에서 보라색의 작은 꽃이 피어 있다. 둥근 베리는 줄기를 따라 자라고 녹색에서 푸른색으로 익는 데 2년 내지 3년이 걸리고 그때 수확을 한다.

산 폐기물. 체내 산 폐기물을 여과하여 관절염, 류머티즘, 통풍 같은 과도한 산 상태에 도움을 준다. 이집트식 목욕법을 통해 도움을 얻을 수 있다.

관절염 목욕 ___

고대 이집트 파피루스에는 관절염 통증을 위한 치료 방법으로 주니퍼 물로 목욕하는 것을 기록하고 있다. 주니퍼 물을 만드는 데는 말린 잎의 차봉지 두 개 또는 티스푼 두 개를 사용한다. 따뜻한 욕조에 차를 붓는다. 물 속으로 들어가 휴식을 취한다.

무좀. 무좀에 대해 항균작용을 한다. 주니퍼 물을 만드는 데는 말린 잎의 차봉지 두 개 또는 티스푼 두 개를 사용한다. 문제가 해결될 때까지 발목까지 매일 담근다.

단순포진 발진. 헤르페스 발진에 대한 살균제이다. 상처 위에 바로 습포제로 사용하거나 주니퍼 차로 좌욕을 한다. 피부 세정에도 사용할 수 있다.

두피(건조와 가려움). 머리를 주니퍼베리 차로 씻으면 건조하고 가려운 두피에 치료 효과를 얻을 수 있다.

요로 감염. 하루에 두 번씩 소독효과가 있는 주니퍼베리 차를 마시는 것은 요로 감염과 방광염에 대한 오래된 치료법 중의 하나이다. 또한 고통스러운 배뇨와 요실금 치료에도 사용된다.

효모균 감염. 주니퍼베리 차로 하는 관수욕은 질염과 효모균에 대한 최고의 치료법이다.

주의 : 장기간 내복할 경우 신장 자극을 일으킨다. 가장 좋은 사용법은 단기간이며 외용으로 사용하는 것이다. 신장 기능에 이상

이 있는 사람은 피하는 것이 좋다.

유용한 부위 : 열매

성분 : 비타민A, B3, B복합체, C, E, K, 마그네슘, 철, 황, 인, 셀레늄, 나트륨, 아연, 칼슘, 칼륨, 망간-휘발성유, 플라보노이드, 글리코시드, 타닌

효능 : 방부제, 소화를 촉진하는 강장제, 항류머티즘제, 항암제, 이뇨제, 구풍제

카바카바 *Piper methysticum*

분위기 조절제 *Kava Kava*

남태평양 원산이다. 이 식물의 뿌리가 선원들을 취한 것처럼 보이게 만들었기 때문에 탐험가인 쿠크 선장에 의해 한때 '취하게 하는 후추' 라고 불렸다. 크고 잎이 넓은 관목이고 후추과에 속하며 남태평양의 청각과 시각을 높여주는 의식에서 사용된 역사가 있다. 차분한 기분을 만드는 순한 진정제로 반사운동에는 어떠한 손상도 일으키지 않는다고 한다. 뿌리에 있는 카바구근은 진정작용이 있는 것으로 믿어지고 있다. 심장 박동을 수월하게 하고, 근육을 이완시키며, 걱정, 긴장, 감정상 스트레스를 경감시켜 준다. 남태평양의 섬 주민들은 뿌리를 씹어 먹었는데 이는 가장 좋은 결과를 가져다 주었다.

주의 : 과도한 사용은 취하게 할 수 있다.

유용한 부위 : 뿌리

라벤더 *Lavandula officinale*

조화의 허브 *Lavender*

서부 지중해의 수목이 우거진 지역이 원산지이며 유럽, 아프리카와 미국에서 재배된다. 꽃 색깔은 흰색에서 청보라색까지 여러 가지이며 잎은 28종의 변종이 있다. 그러나 공식적인 라벤더의 방향성과 의학적인 효용성에 대해서는 기록되어 있지 않다. 짧고 불규칙한 줄기, 가늘고 곧게 뻗은 잎, 작은 보라색의 방향성 꽃들이 윤생체를 이루면서 꼭대기에 피어 있는 긴 꽃자루를 가진 수상화서의 관목성 식물이다. 고대에서 현대에 이르기까지 가장 귀중한 식물 중의 하나이다.

약으로 쓰는 향수

프랑스에서는 향수에 필수적인 오일을 얻기 위해서 라벤더를 재배하고 있다. 라벤더를 바르는 여성들은 왜 그들이 더 차분하게 느끼고 힘이 없거나 두통을 덜 경험하는 지에 대해 알지 못한다. 라벤더는 신경에 대한 강장제이자 긴장성 두통의 치료제이다. 옷장 서랍 속에 라벤더 향주머니를 사용하는 여성들은 더욱 더 이 향수를 찾게 된다. 라벤더는 방부제이자 항박테리아성을 가진다.

스페인과 포르투갈에서는 축하를 할 때 라벤더 꽃을 집과 교회의 바닥에 흩어놓는다. 단지 향기 때문에 그런 것일까? 라벤더는 기운을 북돋우고, 폐렴을 포함한 바이러스와 싸우고, 파리나 모기를 쫓아낸다.

고대 영국에서는 악령을 쫓아내는 횃불에 사용되었는데, 그 악령은 바이러스, 박테리아, 역병을 의미하는 것이다. 프랑스에서는 콜레라를 이겨내기 위해 사용되었다.

라벤더는 청교도가 미대륙으로 가면서 신세계에서 건강을 지키기 위해서 가져간 세 가지 허브 중 하나이다.

걱정, 긴장, 두통, 날카로운 신경. 스트레스, 두통, 걱정, 우울, 기분 변동, 어지러움, 의기소침을 완화시키며 신경을 진정시키고 기운이 나게 한다. 영국의 엘리자베스 여왕 1세는 두통 때문에 라벤더 차를 가지고 다녔다.

안면 훈증 치료. 가장 좋은 피부약 중 하나로 청결한 특성을 지니고 있다. 여드름 흉터를 제거하고 조직 재생을 촉진시킨다. 피부를 세정하고 문제성 피부를 안정시키므로 안면 훈증 치료를 위해 사용된다. 끓는 물 속에 마른 잎을 넣거나 라벤더 차봉지 하나를 넣어 사용하면 된다.

감염성 질병과 발열. 발열을 감소시키고 체내 독을 제거한다. 독성을 제거하기 위해 발한을 유도한다. 효능 있는 방부제이며 디프테리아, 장티푸스, 연쇄상구균과 폐렴을 이겨내기 위해 사용된다. 원인을 알 수 없는 갑작스러운 열병에 대비하여 손쉽게 가지고 다닐 수 있는 좋은 차이다. 병원으로 가는 동안 제때에 당신을 지켜줄 것이다.

이. 이를 죽이기 위한 두피 세정제로서 사용된다. 애완동물의 몸 위에 이가 있는 부위에 점을 찍듯이 두드리면 이를 죽일 수 있다. 향기도 좋다.

입과 목. 양치질에 사용되는 라벤더 차는 치통, 따가운 목과 후두염의 치료제이다. 감염에 대한 살균제이다.

공기 정화. 스토브 위에서 천천히 끓고 있는 라벤더 차는 한겨울의 우울한 기분을 날려버리고 곰팡내 나고 건강에 해로운 공기를 정화한다. 공기를 정화시키는 강력한 살균제이며 향기는 기분을 북돋운다.

지극히 행복한 목욕 ___

라틴어의 lavare에서 유래한 라벤더는 몸과 마음, 영혼을 '씻다'는 의미를 가진다. 피부를 소독하고, 신경을 진정시키며, 위장을 안정시키고, 라벤더를 적시면 조화로움을 느낀다. 타박상을 진정시켜서 붓기를 감소시키고 소나무 미풍 같은 향내를 피부에 남긴다. 로마인들은 원기회복을 위해 목욕시에 사용했다.

지극한 행복을 경험하기 위해 끓는 물 한 주전자에 라벤더 차봉지 두 개를 사용해서 우려내 뜨거운 욕조에 부어라. 약간의 라벤더 목욕소금 또는 목욕 향주머니가 더 들지만 중요한 것은 자연의 허브 차는 화학물질과 첨가물 또는 염료가 들지 않았다는 것이다. 피부 속으로 스며드는 순수한 라벤더의 의학적인 모든 이점을 얻을 수 있다. 질병과 외과 수술 또는 만성적인 피로의 회복을 돕는 훌륭한 목욕법이다.

구토와 설사. 라벤더 차는 여러분들이 의사를 부르는 동안 구토와 설사를 완화시켜 준다. 응급처치를 할 경우에 대비하여 여행시 짐꾸러미 속에 들어갈 아주 편리하고 좋은 차이다.

상처. 상처를 치료하기 위한 세정제로 사용할 수 있다.

유용한 부위 : 꽃

성분 : 휘발성유, 타닌, 구풍제, 플라보노이드, 트리테르페노이드

효능 : 진통제, 항박테리아제, 방부제, 진경제, 구풍제, 이완제, 신경강장제

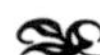

레몬

Citurus limon

환상적인 과일 *Lemon*

확실하지 않지만 인도와 유럽이 원산지로 여겨지고 있다. 장점은 단순하게 말할 수 없을 만큼 놀라워 믿어지지 않을 정도다. 풍부한 비타민C와 바이오플라보노이드는 감염에 대항하고 동맥혈관벽이 두꺼워지는 것을 막아주고, 정맥, 혈관, 모세혈관을 강화시키고, 타박상과 정맥류를 방지한다. 비타민A, B1, B2, B3와 점액을 함유하고 있다. 방부제, 항류머티즘제, 항바이러스제, 항산화제로서 열을 감소시키고 몸에서 산 폐기물을 제거한다. 레몬은 산성이지만 몸속에서 성질은 알칼리성이다. 레몬은 차를 위한 이상적인 향료이지만 단독으로도 역시 좋은 차이다. 프랑스와 영국에서는 설탕을 첨가한 따뜻한 레몬 차는 기침과 감기에 대한 오래된 처방이다.

유용한 부위 : 열매, 껍질, 과즙, 오일

레몬밤 *Melissa officinalis*

신경 진통제 *Lemon Balm*

남부유럽이 원산지이며 박하향이 나는 녹색의 끝이 주름지고 주변부에 뾰족뾰족한 심장 모양의 잎을 가지고 있다. 늦은 여름에 작고 흰색의 꽃이 핀다. 그리스어의 melissa는 꿀벌을 의미하며, 레몬밤은 여왕벌이 좋아하는 로얄제리와 같은 원기를 북돋우는 많은 성분을 가지고 있다. 한때 만병통치약으로 알려졌던 레몬밤은 젊음을 유지시켜주는 것으로 유명하다. 잎을 자르면 기운을 북돋우는 레몬향이 난다.

특징 : 자연산 항히스타민제

알레르기와 천식. 차가운 레몬밤 차는 긴장을 완화시키고 호흡계 치료를 도와준다. 건강에 좋은 차로서 규칙적으로 섭취하면 항바이러스, 항박테리아 작용을 하여 알레르기성 침투를 막아준다. 감기나 독감에 걸렸을 때 뜨거운 레몬밤 차를 마시면 독성을 땀으로 배출시키게 된다.

행복감. 항우울제이고 신경계 강장제이다. 만일 신경상의 이상과 피로로 지쳐 있다면 긴장과 근심을 완화시키기 위해 차가운 레몬밤 차를 한 잔 마셔보라. 특별히 신장과 요로에 조화롭게 작용해서 독성을 제거하고 기운을 되찾게 해준다. 더욱 더 활기차게 다시 분주히 돌아다닐 수 있게 될 것이다.

소화 장애. 소화관을 진정시켜서 경련과 소화불량, 가스와 배앓이를 감소시킨다. 몸과 마음을 전반적으로 안정시키고 건강한 기분이 들도록 해주어 대장염을 포함한 스트레스 관련 질병에 좋으며 행복감을 주는 허브이다.

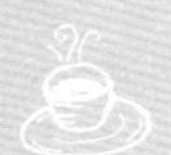

여름철 음료로서 설탕이 든 레모네이드 대신 훨씬 원기회
복에 좋은 차가운 레몬밤 차를 마셔보라. 이것은 바이러스
와 박티리아를 이겨낼 수 있는 건강음료이다. 약간의 박하
나 라임을 넣거나 여름 동안 건강에 최고로 좋은 크랜베리
와 같은 베리 차와 함께 혼합해서 마셔보라.

유용한 부위 : 잎

성분 : 휘발성유, 폴리페놀(연쇄상구균에 대항), 타닌, 고미소, 플라보노
이드, 로즈마리산, 트리테르페노이드, 진통제

효능 : 항우울제, 항히스타민제, 항박테리아제, 항바이러스제, 경련 완
화, 신경계 강장제, 향제, 소화촉진제, 말초혈관 긴장 이완

레몬그라스   *Lemon grass*

블렌드 향상제 *Lemongrass*

방향성 허브로 종종 블렌드에서 찾을 수 있다. 모든 블렌드에
약간의 풍미를 첨가하는 레몬향과 비타민C를 가지고 있기 때문에
향을 조화롭게 하기 위해 사용된다.

레몬버베나　　　　　　　　　　　*Lippia citriodora*

레몬 진정제 *Lemon Verbena*

연한 녹색 잎과 연한 자주색 꽃을 가진 방향성 관목이다. 경련과 위장 장애를 완화시키고, 소화불량과 헛배부름을 제거하며, 열을 감소시키고 피부에 대한 자극제로서 향기로운 진정제이다. 향료로 사용되고 블렌드에서 상승효과를 나타내는 우수한 허브이다.

유용한 부위 : 잎과 꽃

리커리스(감초)　　　　　　　　　*Glycyrrhiza glabra*

진정제 *Licorice*

남동유럽과 남서아시아가 원산지이고 6피트 크기인 다년생 목본으로 현재는 따뜻한 기후에서 많이 재배되고 있다. 밝은 녹색 줄기, 어두운 녹색 난형의 잎, 완두콩같이 생긴 연한 자주색 또는 크림색 꽃을 피운다. 커다란 원뿌리에 '러너스(runners)' 라고 불리는 3피트까지 뻗을 수 있는 긴 곁뿌리를 가지고 있다.

부신 흥분제. 스트레스에 대항하는 호르몬을 생산하는 부신에 대한 강장제이다. 약한 부신은 지속적인 피로, 우울증과 과민성, 근육 약화, 소화불량, 부적절한 영양섭취, 집중력 부족과 관련 있다. 감초 차를 마시는 것은 부신의 기능을 상승시키는 데 도움이 된다.

알레르기, 천식, 건초열. 코티손과 유사한 항알레르기성을 가진 글리시리진을 함유하고 있으나 부작용은 없다. 알레르기 증상을 완화하고 호흡기를 진정시켜 염증을 감소시키며 담을 제거하는 순한 거담제이다. 고대 그리스에서는 천식을 치료하는 데 사용했다.

소화불량. 소화불량을 위한 감미롭고 진정작용이 있는 차이다.

위궤양. 위산 분비를 감소시키고 위벽을 감싸는 보호성 점액을 제공한다. 잘 알려진 궤양 치료제이다.

세기에 걸친 사용. 비장의 기능을 정상화시키고, 기에 이롭다. 기침을 멎게 하고 폐를 진정시키고 몸에서 열을 제거하고 해독제로 수천 년 동안 의학적으로 사용되었다.

특징 : 자연산 스테로이드

글리시리진에 대한 연구는 부작용은 없으면서 코티손과 같이 항염증작용과 소화를 도와준다고 알려져 있다. 항알레르기 물질이면서 항관절염 물질이다. 염증성 통증, 관절염과 알레르기에 사용된다.

주의 : 고혈압, 심장, 갑상선, 신장에 이상이 있는 경우는 감초를 피한다. 감초의 글리시리진은 많은 용량에서 속쓰림, 부종, 두통과 심장에 문제를 일으킨다. 유럽의 변종에서 글리시리진이 없는 감초를 찾을수 있는데 이것은 의약용으로 사용되는 뿌리를 제거한 것이다.

유용한 부위 : 뿌리

성분 : 비타민A, B복합체, B2, B3, B5, C(플라보노이드), E, 철, 망간, 칼륨, 규소, 나트륨, 칼슘, 레시틴, 셀레늄, 아연, 글리시리진, 트리테르페노이드,

사포닌, 고미소, 아스파라긴, 구마린, 타닌, 휘발성유, 에스트로겐, 이소플라본

효능 : 항염증제, 해열제, 거담제, 이뇨제

린던브로섬 *Tilia europaea*

블렌드를 위한 꽃 *Linden Blossoms*

우아한 향기와 조용한 성질을 지닌 다정다감한 꽃이다. 장 스트레스를 감소시키고 걱정을 덜고 근육의 긴장을 줄이는 진정작용을 하는 차이다. 꽃은 심계항진에 진정 효과를 지닌다. 다른 허브들과의 블렌드에서 독특한 향을 지닌 린던브로섬을 찾을 수 있을 것이다.

유용한 부위 : 꽃

렁워트 *Pulmonaria officinalis*

폐를 위한 허브 *Lungwort*

지치과에 속하고 지중해에 분포하고 있으며 목본이다. 주로 음지에서 자라며 거칠고 난형이며 흰색의 점으로 꾸며져 있는 잎에 의해 구별된다. 꽃이 피기 전에는 붉은색이지만 꽃은 연한 보라색으로 핀다.

허브의 전통에서 인간의 몸에 대한 식물의 효용성은 문자 그대로 그것의 모양에 따라 읽혀지듯이 렁워트 잎의 흰색 반점은 폐의 모양을 반영하는 것으로 믿어졌다. 이런 연유로 이 식물에게 '폐'

또는 '폐 식물'이라는 라틴어 이름이 주어졌다.

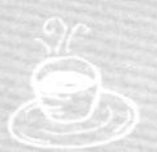

폐 정화 차 ___

강하게 - 일주일 동안 하루에 두 번 내지 세 번 렁워트 차
를 한 컵씩 복용하면 폐 점막의 충혈을 완화시키고 진정시
킨다.
순하게 - 2주 내지 3주 동안 하루에 한 번 렁워트 차를 한
컵씩 복용한다.

허약한 폐. 폐와 기관지를 깨끗하게 하는 가장 잘 알려진 허브
중의 하나이다. 폐의 점막 내피는 폐 조직을 침투하여 들어오는 감염
균들과 질병을 막는 장벽 역할을 담당한다. 렁워트는 폐의 점막 내피
를 둘러싸서 보호하며 진정작용을 하는 점액질을 가지고 있다. 알레
르기, 천식, 기관지염, 숨가쁨, 헐떡거리는 숨, 기관지 염증, 반복적
인 기침과 감기를 포함한 폐의 허약함과 관련이 있는 많은 질병들을
완화시킨다. 렁워트 차로 한해 두 번 세정하는 것은 폐를 건강하게
하는 처방이다.

유용한 부위 : 잎

성분 : 케라틴, 비타민C, B복합체, 철분, 구리, 은, 망간, 티타늄, 니켈

효능 : 완화제, 거담제, 점액질, 강장제, 순한 수렴제, 진통제

마시멜로　　　　　　　　　　　　　*Althea officinalis*

풍부한 효능의 차 *Marshmallow*

중국과 유럽의 들, 늪, 바닷물이 종종 들어오는 염(鹽) 초원과 강둑에 토착하는 마시멜로는 천여 종의 멜로 중 하나이다. 두꺼운 줄기와 거친 잎을 가지고 있으며 분홍색에서 붉은색을 띠는 큰 꽃을 피운다. 이름인 Althea는 '치료하다' 는 의미의 그리스어 altho에서 유래했다.

마시멜로 사용을 기억하게 해 줄 시가 하나 있다.

마른 땅이 촉촉해지고

딱딱한 상태가 부드러워지면

염증은 사라지고

조직은 부패에 저항한다.

특징 : 내부와 외부에 대한 훌륭한 항염증제

1. **염증 상태.** 마시멜로 차를 내복하면 어떠한 염증 상태라도 빠른 속도로 사라지게 한다. 훌륭한 치유력을 지닌 건강에 좋은 차이다.

2. **염증에 대한 습포제.** 아랍 내과 의사들은 마시멜로 잎을 염증에 대한 습포제로 사용했다. 마른 허브에 따뜻한 물을 소량 첨가하거나 허브 차봉지로 즉석에서 허브 습포제를 만들 수 있다. 몇 분 동안 차처럼 허브를 담가둔다. 손으로 따뜻한 허브를 집어 들었을 때 진정작용을 하는 점액질이 생기는 것을 느낄 것이다. 염증이 생긴 어

떤 부위에라도 적용하여, 깨끗한 밴드로 덮고 작용할 수 있도록 두면
된다.

향기로운 멜로 차 ___

마시멜로 차는 면역력을 증강시키고 전반적인 건강을 향상
시키는 양분을 가진 차이다. 전해지는 여러 허브지에는 하
루에 한 스푼의 마시멜로는 질병을 없애준다고 말한다. 맛
은 평범하지만 오렌지향에 매료될 것이다.

　　면역, 항노화와 병에 대한 저항성. 마시멜로는 세포 노화와 쇠
퇴에 대항하는 것을 도와주는 산소 생산자이다. '금욕 뿌리' 라고 불
리는 것은 조직의 쇠퇴를 방지하는 능력 때문이다. 내부와 외부의 딱
딱한 부위를 부드럽게 만들고 건조한 부위를 촉촉하게 하여 염증이
사라지게 한다. 호흡기에서 내장까지 몸의 점막을 둘러싸고 보호하
는 치유력을 가진 점액질을 포함하고 있으며, 내장의 질병과 대장염
을 이겨내기 위해서 내장의 내피를 진정시키고 보호한다. 강력한 영
양학적 효용성을 가지는데, 혈액을 위한 철분, 뼈를 위한 칼슘, 머리
를 위한 케라틴, 조직재생을 위한 규토, 신장을 강화하고 대장염, 고
통스러운 배설, 방광 과민성을 이기기 위한 아스파라긴을 가진다. 정
기적인 복용을 하면 건강에 좋고 질병을 방지하는 훌륭한 차이다. 나
이에 맞게 몸을 유지할 수 있도록 도와준다. 프랑스에서는 꽃을 감기
치료제로 사용한다.

신장의 허약함. 신장 과민성은 5일 동안 하루에 두 번 한 컵씩 복용하는 것으로 자연적으로 치료될 수 있다. 며칠 동안 쉬고, 그런 다음 다시 치료를 시작해라.

근육, 건(쑤심과 통증). 근육과 건의 쑤심과 통증에 특별히 좋다. 염증을 완화하고 치료를 빠르게 해준다.

비인슐린의존성 당뇨병. 혈당치를 낮추는 데 도움을 주고 비인슐린의존성 당뇨병을 위한 차로 사용된다.

채식주의자와 근육을 강화시키려는 사람을 위한 단백질. 마시멜로는 흡수하기 용이한 단백질을 가지고 있어 채식주의자와 근육을 강화시키려는 사람에게 도움이 된다.

목 염증, 인두, 인두염, 기관지염. 인두염, 기관지염과 목 염증이 있는 경우는 마시멜로 차를 마셔라. 마시멜로의 점액질은 상처부위를 둘러싸서 염증을 줄이고 빠르게 치료할 것이다.

상처와 양성종양. 오래된 상처와 양성종양과 같은 딱딱한 부위에 외부 습포제로 사용하면 조직의 괴저나 부패를 방지하는 것을 도와준다. 경화된 부위를 연화시키고 촉촉하게 해서 건강한 조직으로 재생되는 것을 도와준다. 만일 그 부위가 감염이 되었다면, 독성을 뽑아내기 위해서 느릅나무와 병용한다.

세기에 걸친 사용. 고대 로마에서는 잎을 채소로 먹었고 진미로 여겼다. 오늘날 프랑스에서는 여전히 봄의 샐러드로 사용하고 있다. 중국에서는 이 허브를 음식에 사용하는데, 뿌리를 먼저 끓이고 그런 다음 양파와 버터로 볶는다.

유용한 부위 : 뿌리, 잎, 꽃

성분 : 높은 비타민A, B1, B2, B3, B5, C, 아스파라긴, 산소, 칼슘, 셀룰로

오스, 요오드, 철, 케라틴, 마그네슘, 망간, 점액질, 펙틴, 인, 칼륨, 규소, 녹말, 나트륨, 당

효능 : 강한 완화제, 점액질, 이뇨제

매도우스위트(털이풀)　　　　　　　　*Spiraea ulmaria*
산도를 경감시킴 *Meadowsweet*

유럽 원산지로 화려한 톱니바퀴 모양의 가장자리와 아몬드와 같은 향을 가진 어두운 초록색 잎을 가진다. 작고 크림색의 꽃이 밀생하여 핀다. '초원의 여왕', '신부 풀', 그리고 '초원의 숙녀'라고 불리는 이 허브는 드류이드교의 신성한 허브이다.

위산 역류와 소화불량. 위 산도를 경감시켜서 소화관을 진정시키는 맛이 좋고 부드러운 차이다. 소화관의 내피를 뒤덮고 보호하는 진정작용을 가지는 점액질을 가진다. 시간이 지남에 따라 소화관의 건강을 서서히 회복시키는 대용차이다.

눈(작열감과 가려움). 꽃으로 만든 차는 자극을 받은 눈에 통증과 가려움을 제거해 주는 우수한 눈 세정제이다.

특징 : 자연의 '아스피린'

1830년대에 매도우스위트에서 '살리실산'이 추출되었을 때 전 세계의 주목을 받았다. 1890년대에 아세틸살리실산 또는 아스피린을 가진 살리실산이 합성되었다. 아스피린을 정기적으로 복용하면 위장 출혈과 위장 불쾌감을 일으킬 수 있는데 매도우스위트의 자연산 아스피린은 이와 같은 부작용을 일으키지 않는다. 이는 이 허브

의 다른 특징들이 살리실산의 작용을 조화롭게 만들기 때문이다. 매도우스위트는 위장 불쾌감에 대한 실제적인 치료약이다.

회복 차 ___

꿀을 넣은 매도우스위트 차는 병을 앓은 후에 건강과 생기를 회복하는 좋은 치료제이다. 고대 영국에서 숭배되었으며 save라고 불리는 음료로 사용되는 50가지 허브 중의 하나로 심지어 영국의 시인인 초서에 의해서도 언급되고 있다.

주의 : 살리실산과 아스피린이 맞지 않는 사람은 피하는 것이 좋다.

유용한 부위 : 잎과 꽃

성분 : 휘발성유, 시트르산, 플라보노이드, 살리실산, 점액, 타닌

효능 : 소화제, 방향성, 완화제, 항염증제, 항류머티즘제, 이뇨제, 해열제

밀크시슬(큰엉겅퀴, 실리마린) *Silybum marianum*
재생의 허브 *Milk Thistle*

데이지과에 속하며, 10피트 크기로, 서부 황무지와 중앙유럽과 지중해 일대에 피는 허브이다. 유백색의 잎맥과 가시가 많은 진한

녹색의 광택이 나는 잎을 가지고 있다. 붉은 자주색의 원뿔 모양의 꽃이 긴 줄기에서 핀다.

한때 '우리 숙녀의 엉겅퀴'라고 불렸고 동정녀 마리아에서 나온 젖이 엉겅퀴의 잎으로 떨어져 우유빛이 도는 흰색의 잎맥에 흐른다고 믿었다.

간장 강화와 재생. 간을 강화시키는 효용성이 있는 허브로 병에 대한 저항성을 키워주고 병에서 더 빨리 회복할 수 있도록 도와준다. 간은 면역에 있어 중요한 역할을 한다. 혈액을 정화시키는 화합물질을 생산하고 몸속에 있는 해로운 화학물질, 오염물과 대사 폐기물의 독성을 제거한다. 소화액을 자극하는 담즙을 분비하여 영양분이 세포에서 이용될 수 있도록 도와준다. 단백질을 조절하고 호르몬을 재순환시키며 지용성 독성물질을 용해하는 것을 도와준다. 간 기능이 둔해지거나 정체되면 몸 전체의 건강에 이상이 생긴다. 반복되는 두통, 피부 트러블, 우울증, 순환 장애, 만성피로, 소화불량, 과민성, 감정 동요, 집중력 결여, 병에 대한 저항력 감소를 포함한 많은 일상의 문제들이 간의 결함과 관련되어 있다. 알코올, 약물의 과도한 사용과 약물치료의 부작용으로 인해 간 기능의 이상이 심해질 수 있다.

큰엉겅퀴는 활성산소와 독성물질에 의해 간세포가 손상되는 것을 막아주는 플라보노리그난과 독특하게 조합을 이루는 실리마린을 가지고 있다. 독일에서의 연구에 따르면, 실리마린에 대한 독성 검사를 실시한 결과 실리마린은 간세포로 들어가는 독을 제거하고 다른 독들도 손상을 입히기 전에 파괴한다는 것이 밝혀졌다. 이것은 병중에서도 간세포를 보호하고 간세포의 활력을 불어넣는 자연산

화합물로 유일하게 알려져 있다.

간장과 비장을 위한 연중 치료. 큰엉겅퀴 차를 30일 동안 마시게 되면 몸에 있는 독성을 제거하고 간 상태를 정상으로 돌리고 활성 에너지와 면역력을 향상시키는 데 도움을 준다. 이것은 병중에도 힘을 북돋우고 만성피로를 회복시키는 순하고 건강에 좋은 음료이다. 간의 에너지를 소생시키려는 중년에게 훌륭한 차이다.

우울증. 우울증으로 고생하고 있다면 간의 에너지를 불어넣는 큰엉겅퀴 차를 상용하라. 우울증의 유기적인 원인 중의 하나가 간 기능의 결함이다. 한때 '여성의 불만'이라고 생각되었던 우울증은 큰엉겅퀴 차로 간의 상태를 향상시키면 좋아진다. 한 허브지에는 큰엉겅퀴는 사람을 귀뚜라미처럼 기쁘게 만든다고 말한다.

두통. 반복되는 두통이 지속된다면 큰엉겅퀴 차를 복용하게 되면 두통이 사라질 것이다. 왜냐하면 두통은 간의 허약함과 관련이 있기 때문이다.

'회복' 치료. 큰엉겅퀴 차는 다음과 같은 회복 프로그램에 있어서 활력을 불어 넣는 것을 도와준다.

1. 알코올과 마약 금단.

2. 간에 손상을 주는 약물치료의 부작용에서 회복하기 위하여

3. 화학치료법과 방사선 치료법에서 회복하기 위하여 – 중국에서는 환자에게 최소한의 간 손상에서 안전하게 보호하기 위하여 보조제로 사용한다.

4. 간질환의 회복을 돕기 위하여 사용한다.

피부 농양, 발진. 문제가 있는 부분에서 독성물질을 제거하는 효과적인 피부 세정제이다. 차를 내복하는 것 또한 장의 이러한 문제

들을 해결하는 데 도움을 준다.

독성. 고대 색슨족의 구전에 따르면 큰엉겅퀴가 뱀과 싸울 수 있다고 한다. 뱀은 독액을 가지고 있기 때문에 색슨족의 말은 맞는 말이다. 큰엉겅퀴 차는 독성에 노출되는 경우 간세포를 손상으로부터 보호한다.

특징 : 항알레르기

알레르기 반응과 두통과 관련이 있는 몸의 히스타민 분비 억제를 도와준다.

유용한 부위 : 전체 허브-뿌리, 잎, 씨, 껍질

성분 : 실리마린 항산화제, 실리빈

효능 : 간장 강화, 항알레르기, 항독성, 항노화

익모초 *Leonurus cardiaca*

심장을 편하게 하는 허브 *Motherwort*

유럽이 원산지이고 매우 결정적인 특징을 가진 전통적인 허브이다. 강하고 두꺼운 줄기는 곧게 위로 뻗어 있고, 세 개로 갈라진 잎은 줄기와 반대 방향으로 밖으로 뻗어 있다. 잎의 기저부에서 가냘프고 모자 모양을 한 꽃이 피는데, 바깥쪽은 연한 분홍색이고 안쪽은 보라색인 꽃이 줄기 주위에 핀다.

폐경기, 월경. 신경계를 진정시키고, 심장의 건강을 유지하고, 여성의 생식계에 이로운 효과를 나타내는 월경 문제와 폐경기를 위한 차이다. 아주 쓴맛을 내기 때문에 꿀을 넣어서 단맛을 내어도 괜

찮다.

신경성 불안. 신경계를 안정시키고 신경통의 통증과 모든 신경 상태를 수월하게 하는 데 사용할 수 있다.

심장 박동. cardiaca라는 이름은 강심제로서 효용성이 있기 때문에 나온 것이다. 심장을 진정시키고 박동을 수월하게 하는 염화칼슘을 함유하고 있다.

척수 이상. 척수와 신경에 대한 강장제이고, 척수 이상으로 발생하는 불편을 수월하게 하는 데 사용된다.

떨림. 전반적인 신경계를 진정시켜서 내부의 떨림을 멈추게 한다.

세기에 걸친 사용. 월경 이상, 간 기능과 시력 회복에 사용되고 있다.

유용한 부위 : 꽃, 잎, 줄기.

성분 : 휘발성유, 비타민A, 알칼로이드, 쓴 글리코시드, 타닌

효능 : 심장강장제, 진경제, 신경진정제, 발한제, 자궁자극제, 진정제, 월경촉진제, 구풍제

멀레인(버바스컴)   *Verbascum thapus*

뛰어난 호흡기 치료제 *Mullein*

한때 '숙녀의 여우장갑' 이라고 불렸던 버바스컴은 매끈한 가장자리에 양털 같은 털이 나있는 커다란 타원형의 잎을 가졌다. 밝은 노란색 꽃들이 긴 수상화서에서 밀생하여 피어난다. 어떠한 건강 블렌드라도 매혹시키는 감미로운 특성을 가진 진정작용이 있는 허

브이다. 또한 진정작용을 하는 순한 거담제이고 폐와 호흡기의 점액들을 수월하게 하는 작용을 한다. 만성 기침, 울혈, 감기, 폐의 허약함, 호흡곤란, 천식, 기관지염을 포함한 호흡계의 허약함에 사용되는 놀라운 차이다. 플라보노이드를 포함한 비타민의 좋은 원천이고 몸을 정화시키는 사포닌을 가지고 있으며, 꽃은 항박테리아성을 가지고 있다. 정소와 난소를 포함한 선(腺)에 좋은 음식이며 선의 부종을 감소시키는 항염증성을 가진다.

특징 : 금발을 밝게 하는 좋은 세정제이다.

유용한 부위 : 잎과 꽃

쐐기풀   *Uritica dioica*

에너지를 증진시키는 가시 *Nettle*

어디든지 만발하게 피어 있는 쐐기풀은 톱니 모양의 가장자리를 가진 심장 모양의 잎, 작고 녹색빛이 나는 꽃과 하나의 씨가 있는 열매를 맺는다. 자웅이체이다. 쐐기풀은 가시 때문에 유명하다. 잎을 건드리면 히스타민과 포닉산이 찌르는 느낌을 준다. 가시에 관한 이야기는 전설이나 우화가 어떻게 새로운 세대들에게 식물의 비밀을 밝히는지를 보여준다.

전설에 따르면 로마의 쐐기풀을 시저의 병사들이 영국에 심었다고 한다. 이들의 얇은 군복은 영국의 척박한 기후에 비해 충분히 따뜻하지 않았다. 다리가 추위로 감각을 잃었을 때, 병사들은 쐐기풀로 다리를 채찍질해 가며 살려고 발버둥쳤다. 그들은 왜 쐐기풀을 이용하였을까? 병사들의 피부를 뚫고 들어간 쐐기풀의 특성에는 어떠한 특별한 것이 있었을까?

혈액강장제와 순환자극제. 순환을 자극하여 혈액이 말단까지 이를 수 있도록 하는 혈액강장제이다. 운동성을 제한하는 상처의 회복을 도와주고, 노인들의 혈액순환을 개선하고 관절염, 류머티즘, 통풍으로 인한 사지와 관절의 통증을 완화시키는 데 좋은 차이다.

에너지 증진제. 엽록소의 우수한 원천이고 비타민A, C, D와 K, 콜린, 레시틴, 규토, 철(적혈구 증진제)을 포함한 건강에 좋은 비타민과 미네랄을 비축하여 수송한다. 간, 담낭, 신장에 좋으며 에너지를 증진시키는 차이다.

호흡기 허약. 감염에 대항하기 위한 방부제이다. 호흡기 허약, 가쁜 숨, 기침, 감기, 울혈에 효과가 있다. 천식, 알레르기, 건초열의 치료에 사용되지만 쐐기풀이 히스타민을 가지기 때문에, 알레르기 상태에서 사용하고 싶다면 전문가의 조언을 구하는 것이 좋다.

특징 : 세로토닌을 함유하고 있어서 건강한 뇌기능을 유지하고 감정을 조절하는 데 도움을 준다.

유용한 부위 : 뿌리, 잎, 줄기

성분 : 비타민, 광물질, 아세틸콜린, 히스타민, 포닉산, 글루코퀴논, 세로토닌, 타닌

효능 : 수렴제, 혈액강장제, 순환자극제, 이뇨제, 혈당강하제

귀리

Avena sativa

신체 강장제 *Oatstraw*

유럽과 미국이 원산지이고 길게 늘어진 깍지를 가진 가느다란 줄기는 익숙한 음식이다. 오트밀 시리얼은 분쇄된 곡물이고, 깍지에서 만들어지는 귀리 왕겨는 콜레스테롤의 수치를 낮추어준다. 의학적으로는 식물 전체를 말리고 썰어서 건강 차로 만든다.

생활에너지를 위한 신체 강장제. 면역력을 강화시키고 에너지를 증강시키는 전신강장제이다. 갑상선 기능을 안정시키고 혈당을 조절하며 콜레스테롤 수치를 감소시키고, 건강과 조화를 위해서 신경계에 영양분을 공급한다. 항산화제, 항생물질과 항우울제의 성분을 지닌 감미롭고 건강에 좋은 차이다. 정기적으로 복용하면 피로회복, 병에서의 회복, 스트레스, 걱정, 우울증, 불면증 극복, 병에 대한 자연적인 저항성이 좋아진다.

다발성경화증. 몸을 허약하게 만드는 다발성경화증에 효과적이다. 관절염, 류머티즘, 활액낭염에 좋다.

피부. 비타민A, D와 E, 아연, 규소를 가지고 있어서 피부에 아주 좋은 차이다. 자연적인 항생제 특성이 있어 문제가 있는 피부를 세정하여 건강하게 만드는 데 사용된다.

유용한 부위 : 전체 식물

성분 : 비타민A, D, B1, B2, E, 칼슘, 철, 셀레늄, 규소, 마그네슘, 망간, 아연-알칼로이드, 사포닌, 스테로이드 혼합물, 카로틴, 밀 단백질, 전분, 지질

효능 : 자극제, 신경강장제, 항생제, 항산화제, 진경제, 이뇨제, 발한제, 구풍제

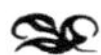

우롱 *Oolong* – 녹차 참조

비트오렌지

Citrus aurantium Citrus reticulata

강장제 열매 *Orange*

중국이 원산지로서 정체된 에너지를 움직이고 소화불량, 변비, 붓기를 포함한 소화 곤란을 수월하게 하는 '기' 강장제이다. 비타민 A, B, C와 플라보노이드를 포함하고 거담제의 성질을 가지고 있다. 신경계를 진정시키고 위장의 가스를 배출시키는 허브로서 경련을 완화시킨다. 신장 결석을 치료하는 데 도움을 준다.

유용한 부위 : 신선한 과일, 말린 과일, 껍질

파파야(Paw Paw)

Carica papaya

소화 조절제 *Papaya*

서인도와 남미가 원산지이며 야자나무와 유사하고 일곱 개로 갈라진 잎과 굴색의 멜론과 같은 타원형 열매를 맺는다. 멜론나무라고도 불린다.

소화 건강. 소화불량에 최고의 차이다. 단백질을 소화하는 강력한 파파인, 채소, 우유단백질과 전분을 소화시키는 효소를 포함하

여 영양분을 건강하게 소화하여 흡수하게 해주는 효소를 가지고 있다. 또한 산도에 대항력이 있어 위장관 장애, 산 역류, 소화불량, 변비를 수월하게 해준다. 16세기 위장관 장애 치료제였고, 지금도 여전히 최고 중의 하나이다.

심장. 알칼로이드 카르페인을 함유하고 있어서 심장 건강에 좋다.

림프계. 림프계를 정화하여 감염에 대항한다.

체중 감소. 체중 문제는 종종 소화 장애, 위장관 장애, 변비와 노폐물 정체와 관련이 있다. 체중을 조절하는 첫 번째 좋은 단계는 위장기관이 제 기능을 하는 것이다. 소화, 흡수, 노폐물 제거의 과정이 더 안정화될 때 더 잘 조절된다.

유용한 부위 : 열매, 잎, 씨, 과즙

파슬리   *Apium petroselinum Apium sativum*

녹색의 여신 *Parsely*

파슬리가 건강에 좋으며 치료의 미덕을 가져다 줄 때 진정한 '승리자' 란 의미에 부합한다. 선, 간, 담낭에 뛰어난 세정제이다. 피부, 동맥, 모세혈관 강장제이고 감염에 대항하는 순한 항생 물질이다. 세포에 필요한 비타민A와 C, 항생제, 단백질, B복합체, 엽록체와 선천적인 질병에 대한 방어벽인 셀레늄, 조직재생에 필요한 규소, 아연 등의 질병에 대항하는 풍부한 영양분을 공급한다. 질병의 첫 신호가 있을 때 파슬리 차는 회복을 위한 시동을 걸 수 있도록 할 것이다.

또한 자연적인 항히스타민제로서 천식, 알레르기, 건초열과 두
통에 이상적인 차이다. 재배하거나 신선한 것을 사서 다기에 녹색
잎을 넣어 파슬리가 주는 기쁨에 흠뻑 빠져보라. 여름에 차가운 파
슬리 차는 온몸을 차갑게 해주고 알레르기 반응을 막아준다. 정기적
으로 복용하면 기운이 나는 것을 느끼게 하는 신비한 차이다.

유용한 부위 : 뿌리, 잎, 씨

❧

시계꽃 *Passiflora incarnata*
평온의 허브 *Passion Flower*

서인도 원산으로 아름답게 얽혀있는 덩굴로 '꽃시계덩굴' 또는
'고대의 덩굴식물' 이라고도 불린다. 세 개의 손가락 모양의 밝은 녹
색 잎과 무엇인가를 찾으며 감고 올라가면서 붙어 자라는 가느다란
덩굴손을 가지고 있다. 강한 생명력을 가지고 있어서 덩굴손을 감지
못하게 하면 다른 무엇에라도 붙어서 찾아가려고 움직이는 것을 볼
수 있다. 중앙이 톱니처럼 찢어진 이국적인 보라색 꽃들이 핀다.

시계꽃은 또한 순교의 상징이다. 예수회에서는 '다섯의 순교
의 꽃' 이라고 부르며 아시스의 성자 프란시스의 영상에서 본 십자가
위에서 자라는 꽃으로 믿었다. 다섯 개의 꽃받침과 다섯 개의 꽃잎
은 열 명의 사도를 나타내고 꽃의 톱니처럼 갈라진 화관은 가시면류
관이고 다섯 개의 수술은 다섯 개의 상처를 의미한다.

신경 조절제. 신경의 순환을 향상시키고 교감신경계를 정상으

로 돌린다. 순한 진정작용으로 고통을 줄이고 근육경련을 줄이는 진경제이며, 약한 이완제이다. 시계꽃 차는 신경긴장, 과다행동증, 과민성, 경련, 걱정, 동요, 스트레스로 유발되는 이상, 긴장성 두통, 신경성 기침, 피로를 포함하는 모든 신경 이상에 사용할 수 있다. 부작용은 없다. 불면증에 이용할 수 있고 깨어있을 때 졸리지 않도록 하기도 한다. 구칙적으로 복용하면 서서히 신경이 안정되어 스트레스를 해소하고 수면을 도와준다. 약간은 도취성이 있다.

세기에 걸친 사용. 알코올중독에 사용되었다. 이것의 하말라 화학물질은 심장의 건강을 위해서 관상동맥을 확장시키는 것으로 알려져 있다.

특징 : 곰팡이를 죽이는 항박테리아성

유용한 부위 : 덩굴과 꽃

성분 : 하말라 알칼로이드, 당, 껌, 스테롤, 플라보노이드, 비타민A와 C, 풍부한 칼슘, 마그네슘

효능 : 통증완화제, 진정제, 이완제, 약한 쾌감

파우다코 *Tabebuia impetiginosa*

신성한 나무껍질 *Pau D'arco*

중남미의 열대우림이 원산지이며 잎들은 밝은 녹색의 타원형인데, 잎맥은 진한 금색으로 뾰족뾰족한 잎마다 모자이크 무늬를 새긴다. 보라색의 나팔 모양의 꽃이 매달린 채로 모여서 핀다.

초기에는 나무껍질을 길게 벗겨내어 약으로 사용했다. 보라색

의 내피와 외피를 분리하여 내피를 이용한 차를 만들어 마셨다. 이 차는 수세기 동안 많은 질병에 만병통치약으로 사용되어 왔다.

잉카인에게 신성한 나무라고 불렸던 파우다코의 껍질로 만든 차는 브라질, 아르헨티나, 멕시코와 바하마에서는 만병통치약으로 크게 선전되고 있다. 많은 식물들이 뿜어내는 광채나 특이한 빛은 신성한 힘을 가지고 있다고 믿어지는데 파우다코는 사람의 세포에 양전하를 내는 알파선을 방출한다고 말해진다. 파우다코의 내피에는 고정된 결정질의 산소가 함유되어 있다. 파우다코는 스페인어로 'Lapacho Morado', 인디언들은 'Taheebo' 또는 '보라색 활모양의 막대기', 페루에서는 'Palo de Arco' 라고 하는데 이는 '힘과 활력을 준다.' 는 의미이다.

자극성 나무껍질. 철분, 칼슘, 셀레늄, 비타민A, B복합체와 C, 마그네슘, 망간, 아연, 인, 칼륨, 나트륨이 풍부하다. 하지만 그것이 모든 것은 아니다. 이것의 특성은 아주 포괄적이다. 항생물질을 갖고 있으며, 항박테리아, 항바이러스, 항균, 항진균과 항암제이기도 하다. 이러한 성질들은 파우다코가 면역자극제와 질병에 대한 저항제로서 명성을 얻게 했다.

혈액 조절제. 적혈구를 만드는 철분을 가지고 있어 헤모글로빈 생산과 적혈구 세포를 향상시킨다고 알려져 있다.

칸디다 조절. 칸디다 곰팡이는 일반적으로 내장균총으로 나타나지만 몸의 다른 부위로 번져서 자라게 되면 제어할 수가 없어져서 소화불량, 식후 위 확대, 가스, 지속적인 피로, 우울, 긴장, 전립선 감염, 질염, 피부 감염, 목 염증과 곰팡이에 의한 알레르기를 포함하는 많은 문제를 일으킨다. 칸디다는 아래의 몇몇 요인들에 의해 유행할 수 있다.

- 항생물질, 특히 테트라사이클린의 반복적인 사용. 연구에 따르면 테트라사이클린을 복용한 후 48시간 후에 곰팡이가 성장한다.
- 스테로이드 혹은 면역력을 억제하는 코르티코스테로이드 습관적인 사용.
- 피임용 알약 또는 에스트로겐 대체 치료법의 장기간 사용.
- 면역력에 손상을 주는 기생충 감염.
- 영양실조, 특히 당과 알코올이 높은 사람.

파우다코 차는 아래의 4가지 면에서 과도한 칸디다의 성장을 막아준다.

1. 곰팡이와 기생충의 감염을 정화해주는 강력한 항진균, 항균제이다.
2. 칸디다와 싸울 수 있는 힘을 주는 면역 촉진제이다.
3. 만연하는 칸디다의 성장에 대해 자연적인 인체의 방어 물질 중의 하나인 셀레늄을 함유하고 있다.
4. 활력을 회복하는 강력한 영양 에너지를 함유하고 있다.

사용법. 칸디다와 효모를 없애기 위해, 파우다코 차를 매일 한 잔씩 마셔라.(또한 셀레늄의 흡수를 위해 비타민E, 내장균총을 재생시키기 위해 호산성을, 그리고 당을 적게 섭취하는 것을 고려해 보아야 할지 므른다.) 보온병을 사용하여 하루 동안 적은 양으로 조금씩 마셔라. 그것이 몸에 항균액을 일정 양으로 유지하여 대사과정을 도와준다. 차를 마시는 동안에는 몸을 정화시키기 위해 물을 많이 마셔라.

결장의 건강. 우수한 세정제인 파우다코 껍질은 효모, 내장 감염과 싸우고 결장의 활력을 회복시키는 데 도움을 준다.

면역. 18세기 중반에 독일의 시험관 연구에서 파우다코가 면역력을 강화하는 데 도움을 주는 대식세포, 과립구, T-세포를 포함하는 림프구를 자극한다고 알려졌다. 또한 연구에 따르면 생쥐에서 암세포를 억제한다고 알려진 라파콜이라는 항암제가 확인되었고 헤르페스도 억제한다고 알려졌다. 인간에게 동일한 효과를 나타낸다고 알려진 의학적인 보고서는 현재 없다. 파우다코는 AIDS 환자들이 면역력을 증강시키고 합병증을 일으키는 감염에 대항하는 것을 도와준다.

림프 울혈. 건강한 림프계는 많은 질병을 막아준다. 파우다코는 림프와 간 세정제이다.

점액 울혈. 점액 상태를 제거하고 점액 감염과 싸운다. 특히 감기와 독감의 계절에 유용하다.

건선, 습진, 백선, 옴. 감염과 싸우고 피부를 치료하는 데 도움을 준다.

인후, 구강, 잇몸. 파우다코 차로 인후와 입을 가글함으로써 입 안의 감염을 막을 수 있다.

세기에 걸친 사용. 광범위한 질병을 퇴치하기 위하여 남미에서 사용되어 왔다.

특징 : 곰팡이 감염

곰팡이와 효모 감염에 효과적이다. 과도한 곰팡이는 종종 널리 퍼지기 전까지는 진단이 어렵고, 많은 약물치료가 부작용과 후유증으로 곰팡이의 성장을 가속화시킨다. 곰팡이 감염은 면역력을 약화시키고 건강을 해친다. 항진균제로서 효용성만으로도 파우다코는 신성한 나무이다.

주의 : 암이나 AIDS와 같은 심각한 질병에 보완적인 허브요법을 고려하고 있다면 의사의 동의를 구하도록 하라.

유용한 부위 : 자주색 속 껍질

성분 : 플라보노이드, 알칼로이드, 퀴논, 사포닌, 비타민, 광물질

효능 : 항진균제, 항바이러스성, 항균제, 항암제, 항박테리아제, 면역자극제, 영양소

페퍼민트 *Mentha piperita*

멘톨의 경이 *Peppermint*

유럽이 원산지인 다년생 페퍼민트는 따뜻하고 습한 기후와 하천 주변의 비옥한 토양을 좋아한다. 이것은 잘려진 잎 하나로도 기운이 나게 하는 향기로운 식물이다. 의료용으로 재배되고 있는 영국의 지역으로부터 유래하여 '화이트 페퍼민트' 또는 '미첨'이라고도 불린다. 부드러운 녹색 줄기(완화된 붉은색), 가장자리가 톱니 같은 뾰족뾰족한 녹색 잎을 가지고 있다. 7월과 8월에는 잎의 상부에서 수상화서를 형성하는 작은 보라색 꽃이 밀생하여 피어난다.

이 매력적인 식물은 레몬과 오렌지 다음으로 세계에서 세 번째로 유명한 기름인 페퍼민트 오일을 만든다. 여기서 멘톨이 추출된다.

스피어민트, 애플민트, 레드민트, 진저민트, 미국야생민트, 코르시칸민트와 많은 혼성 및 야생 민트를 포함해서 210종 이상의 민트가 있지만 화이트 페퍼민트로 만든 오일이 최고로 여겨진다.

민트 왕관

민트는 성경에서 십일조를 내는 데 사용된 허브 중의 하나로 언급된다. 그리스와 로마에서는 소스와 와인의 맛을 내고 축제에서는 특별한 장소를 차지한다. 귀족의 머리 위의 왕관은 종종 기운이 나게 하는 민트 왕관이다. 일본인들은 이것의 가치를 아주 높게 평가하여 페퍼민트를 작은 은상자에 넣어 허리춤에 매달아 다녔다. 1700년대 후반에 페퍼민트는 영국에 받아들여졌고 그 매력은 지속적인 영향력을 발휘했다.

고대 영국에서는 약용 식물은 서리 주의 미첨이라는 하나의 구역에 있는 정원에서 재배하였다. 어떻게 페퍼민트가 중요하게 되었는지에 대한 한 예를 보자. 1750년에는 단지 몇 에이커가 미첨에서 페퍼민트에 할당되었다. 1800년까지 100에이커에서 페퍼민트가 자랐고, 1850년까지 남부지역 박하 농장도 포함하여 페퍼민트의 향기는 500에이커를 뒤덮었다. 페퍼민트 농장은 지금 프랑스(이곳에서는 레드민트라고 부른다), 미국, 전세계에 걸쳐서 번성하고 있다.

가슴 울혈, 비(鼻) 울혈. 스토브 위에 끓고 있는 페퍼민트 차는 코와 가슴의 울혈을 제거한다.

만병통치약. 영국에서는 민트를 소중하게 여겨서 종종 페퍼민트 치료를 하는데, '페퍼민트 물' 또는 '페퍼민트 에센스'를 마셔서 감기와 질병을 치료한다. 우리는 페퍼민트 차로 효과를 볼 수 있다.

두통. 민트는 강력한 국소 통증제거제로서 피부에 사용한다. 심한 두통이 있는 부위에 따뜻한 차봉지를 올려두면 통증을 없애준다. 또한 류머티즘과 신경통 통증을 제거하는 데 사용하기도 한다.

인후염, 기관지염. 끓은 물 속에 있는 페퍼민트 차는 흡입제로서 목을 시원하게 하고 기관지를 세정해준다.

신경 긴장, 스트레스. 진정 효과가 크다. 히스테리와 신경 이상에 사용한다.

배멀미와 메스꺼움. 배를 탈 때는 페퍼민트 차를 가지고 타라. 민트는 위장의 신경말단에 마취작용을 하여 배멀미와 메스꺼움을 막아준다. 시원하게 한 잔 마셔보라.

위경련. 복부의 갑작스러운 통증을 완화시켜 준다.

치통과 충치. 강한 소독력과 마취성이 있어서 치통에 효과적이다. 페퍼민트 차로 양치질을 하고 악화된 치아 위에 젖은 차봉지를 눌러주면 통증을 완화시키고 감염을 치료한다.

세기에 걸친 사용. 심계항진, 담즙, 소화불량, 헛배부름에 사용되었다.

특징 : 체취

체취가 강력하거나 잘 사라지지 않을 경우에는 페퍼민트 차를 내복하고 남아있는 차는 허브 목욕으로 사용해라.

성분 : 휘발성유, 비타민A와 B복합체, 비타민C, 카로티노이드, 베타인, 콜린, 플라보노이드, 광물질, 피톨, 토코페롤, 아주렌, 로즈마린산, 타닌

효능 : 자극제, 진경제, 건위제, 발한제, 구토방지제, 신경진정제, 소독제, 진통제, 수렴제, 소염제, 강장제, 고미제

플랜테인(질경이)　　　　　　　　*Plantago Major*
허브의 스타 *Plantain*

길가와 초원에 사는 식물로 잎은 장미꽃 모양을 형성하며 땅에 붙어 자란다. 잎은 난원형이고 매끈하며 두껍고 울퉁불퉁한 가장자리를 가진다. '수사슴의 뿔' 이라고 불리는 영국종은 잎이 별 모양을 가지며 땅에 붙어서 자란다. 꽃대는 가느다란 수상화서로 뿌리에서 바로 올라오며 꼭대기를 따라서 작은 자주녹색 꽃이 피어난다.

200종 이상이 있고 많은 종들이 약용으로 이용되지만 민들레와 같은 질경이는 종종 성가신 잡초로 보인다. 유럽, 아시아, 미국에서 흔한 질경이의 변종이 물망초 옆에서 자란다.

치료의 식물
질경이는 색슨족의 아홉 개의 신성한 허브 중의 하나이고 영국 식민지와 함께 전세계로 항해를 통해 이동한 것으로 생각된다. 이것은 영국 식민지가 있었던 곳이면 어디든지 재배되는 것처럼 보이기 때문에 종종 원주민들에 의해 '영국인의 발' 또는 '백인의 발' 이라

고 불리었다.

질경이의 독특한 치유력에 대한 미국 인디언의 놀라운 이야기가 있다. 개가 어느 날 방울뱀에 물렸다. 질경이의 즙액과 소금을 상처부위에 발랐다. 고통에 빠져있던 개가 바로 일어나서 뛰어다녔다고 한다. 그리스에도 거미에 물린 두꺼비가 질경이 잎을 먹고 독을 제거했다고 하는 유사한 이야기가 전해진다.

질경이는 초기 치료제에서 익숙한 재료였고 많은 초본학자들도 만병통치약이라고 믿었다. 중세 영국에서는 이것을 '치료의 식물(slan-lus)'이라고 불렀다.

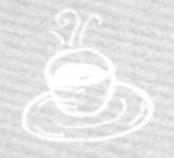

나를 잊지 말아달라는 차 ___

평범한 질경이 차는 건강을 회복하는 데 필요한 차 중의 하나이다. 진한 녹색의 채소 맛이 나고 즉각적으로 진정시키고 시원하게 해준다. 소염제이자 혈액 정화제이다. 간, 신장, 심장에 좋다. 몸 상태가 좋지 않다고 느낄 때 맨 먼저 떠오르는 차이다.

혈액. 혈액의 독소를 제거하는 가장 좋은 세정제 중의 하나이다.

감기. 코가 막히는 코감기는 갑자기 찾아와서 마치 물 속에 있는 것 같은 느낌을 준다. 질경이는 막힌 부위를 빠르게 말려서 회복하게 하는 차이다. 알레르기 환자나 감기약에 대해 알레르기를 일으키는 천식환자들과 심하게 코가 막힌 경우 아주 좋은 차이며 빠르게

작용한다. 울혈이 완전히 제거될 때까지 질경이 차를 복용하면, 감기
에 걸리기 전보다 더 기분이 좋아질 것이다.

폐색 제거. 통로의 장애를 없애는, 특히 폐 찌꺼기와 간 폐색(담
이 걸려있는)에 좋은 폐색 제거제이다.

곰팡이 감염. 사일룸 질경이 씨는 점액질을 함유하고 있는데 이
는 칸디다 알비칸스를 포함하는 곰팡이 감염에서 점막 내피를 보호
한다. 사일룸 질경이 차가 없다면 일반 질경이 잎을 차로 이용해도
매우 효과적이다.

치질. 빠른 회복을 위해 질경이 차로 좌욕을 하라. 내부와 외부
의 문제를 치료하기 위해 차를 내복할 수도 있다.

폐. 폐에 특히 좋은데 감염에 대항하고 담을 제거한다. 폐의 기
능이상으로 생긴 약해진 폐와 기침에 대한 오래된 치료법이다. 폐를
진정시키고 혹시나 있을지 모르는 감염에 대해 몸을 보호하기 위하
여 점막 내피를 재생하는 것을 도와준다.

점막 감염과 염증. 점막 감염과 염증은 다음과 같이 건강에 이
상을 일으킨다.

- 결코 멈출 것 같지 않은 상부 호흡기 감염
- 코 염증, 부비강염, 재발하는 귀와 목 감염
- 호흡을 억제하는 담과 담 마개
- 격발하는 경련성 결장과 점액질 대장염
- 식욕, 소화와 흡수에 영향을 주는 위장염
- 재발하는 질 감염
- 궤양 상태

몸과 머리의 염증을 일으킨 점액성 내피에 효과적이다. 머리에

서 발끝까지 감염과 울혈을 치료하기 위해 차를 마셔라. 점액분비를 억제하여 박테리아가 번성하여 염증을 일으킨 습하고 막힌 부위를 말리는 데 도움을 준다. 조직에서 독성을 제거하고 감염과 싸운다. 점막 내피에 손상된 조직을 재생하는 규토를 가지고 있다.

옻. 질경이 목욕은 가려움을 멈추고 옻이 퍼지는 것을 방지한다. 건조시켜서 치료한다.

전립선 증대. 조직의 독을 제거하고 통로를 말리고 차갑게 하며 세정하며 염증을 감소시킨다. 전립선 증대를 치료하는 데 사용한다.

피부 감염. 옴, 백선, 대상포진(헤르페스의 변종)과 같은 피부감염의 확산을 막아준다. 질경이 잎은 독성을 제거하고 피부의 상처를 치료하는 능력을 가지고 있다. 고대 영국에서는 질경이를 함유한 피부연고가 각광을 받았고, 피부에 질경이가 좋다는 것은 세익스피어도 언급하고 있다. 피부세정제 또는 난치성 피부 감염에 목욕제로서 질경이 차를 이용해라.

결장의 경련성 마비(대장염). 통증, 경련, 염증을 진정시키고 감소시키며, 결장의 독성을 제거하며, 치료효과를 촉진한다.

독. 혈액에서 독성물질을 제거하여 거미나 뱀에게 물린 독을 제거하는 해독제로 작용한다. 미국 인디언들은 질경이를 '뱀약초' 라고 불렀고 방울뱀을 포함한 물려서 생긴 독을 치료하는 데 사용하였다. 119를 부르기 전에 진하게 달인 질경이 차를 마셔라.

세기에 걸친 사용. 위, 소화관, 장, 요로와 간에 생긴 감염에 사용되었다. 옛 허브지에는 눈에 발생한 대부분의 문제를 치료한다고 주장하고 있다. 뿌리는 신장 이상을 치료하는 데 사용되었다.

유용한 부위 : 잎

성분 : 점액질, 글리코시드, 타닌, 규토, 비타민C, K, 광물질

효능 : 냉각, 해독제, 점막보호제, 수렴제, 상처치료, 충혈완화제, 거담제, 소독제, 이뇨제

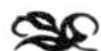

라즈베리(나무딸기) *Rubus Idaeus*

중요한 구원자 *Raspberry*

유럽이 원산지이고 사철 뻗어가는 뿌리를 갖고 있으며 2년마다 한 번씩 열린다. 작은 관목으로 매우 곧게 자라서 이것이 번성하게 자라는 소아시아에 있는 이다산에서 이름을 따서 '이다' 또는 '이다산의 검은 딸기'라고 불렸다. 5월과 6월에 꽃이 피며 맛있는 붉은 라즈베리 열매를 맺는다.

구강 궤양, 잇몸 출혈. 구강 궤양이나 잇몸 출혈에는 라즈베리 차로 양치질을 하라. 치아의 치석도 제거해 준다.

설사(심한). 예기치 않게 일어나는 심한 설사를 치료하는 데 좋은 차이다. 설사에는 차가운 차로 마셔라. 그러면 즉각적인 효과를 볼 수 있다.

영양소. 비타민A, B복합체, C, E, 시트르산, 말산, 칼슘, 니아신, 철, 마그네슘, 펙틴, 칼륨, 셀레늄, 규소, 나트륨, 아연을 가지고 있다.

여성의 하복부 스트레스. 하복부의 기관과 골반 근육을 강화시켜 자궁 이상과 관련된 어려움을 해결하게 도와준다. 또한 긴장을 완화시켜서 하복부에 가해지는 압력을 줄여주는 데 우수한 차이다. 신

장과 요로를 강화시켜 준다.

유용한 부위 : 잎과 열매

성분 : 비타민과 광물질, 휘발성유, 타닌, 과일산

효능 : 조율제, 수렴제, 골반과 자궁 완화제, 점액제거제

휴가 구급약 ___

만일 장에 기생하는 세균이 탈을 일으킬 경우 차가운 라즈베리 차는 당신의 휴가를 구할 수 있다. 아이들의 복통을 진정시키는 데 좋다. 휴가를 위해 몇 개의 차봉지를 챙겨라.

붉은토끼풀 *Trifolium pratense*

폭풍우를 이겨내는 허브 *Red Clover*

유럽과 아시아에 흔하며, 풀밭과 목초지에서 불쑥불쑥 보이는 식물이다. 뿌리에서 곧게 자란 긴 줄기, 세 개의 둥근 잎—보통 세 개의 분리된 잎처럼 보인다—붉은색부터 보라색을 띠는 향기로운 타원형의 꽃을 갖고 있다. 중세의 영국에서는, 세 개의 둥근 잎은 삼위일체를 나타낸다고 여겼다.

오래된 허브지에 붉은토끼풀의 잎은 폭풍우에 흔들리며 견디어 낸다고 기록되어 있으며, 붉은토끼풀이 암을 치료할 수 있는 '놀

라운 허브'로 선전되면서 암 치료에 대안적 치료용으로 사용되던 1940년대 미국에서 이 붉은토끼풀은 논쟁의 쟁점이 되었다. 붉은토끼풀의 독소를 맑게 하는 특성에 대해서는 여전히 연구되고 있는 반면, 견디어 내는 명성으로 야기된 암치료제로서의 과장된 주장과 진정한 가치는 흐려져 버렸다. 그보다 우선하여, 붉은토끼풀은 건강을 위한 강장제로 사용되었고 피부 장애를 치유하는 능력으로 소중히 여겨졌다.

블렌드에 소량 사용되고 있고, 전통적인 용도에 더 많이 사용되고 있다.

기침, 감기, 기관지염. 호흡기 감염의 사용에 오랜 역사를 갖고 있다.

머리카락(건조한). 건조한 머리카락의 린스제로 사용되었다.

에스트로겐. 붉은 토끼풀의 플라보노이드에 에스트로겐의 성분을 갖는다는 설이 있다.

눈 감염증. 눈에 뛰어난 세정력을 가지며, 결막염을 치료하는 데 사용되어왔다.

피부 감염증. 습진과 건선을 포함한 지속적인 피부 문제에 오래된 치료제이다. 피부를 외부적으로 청결히 세정하는 데 사용된다.

유용한 부위 : 꽃

성분 : 비타민A, B복합체, B2, C, 플라보노이드, 칼슘, 구리, 철, 마그네슘, 나이아신, 인, 칼륨, 셀레늄, 규소, 나트륨, 코발트, 니켈, 주석-휘발성유, 페놀산(살리실산의), 시토스테롤, 당, 지방산

효능 : 대체의약, 살균력, 항염증, 변비 해소, 젖 분비 촉진, 신경진정제, 자양제, 진정제

로즈힙(들개장미) *Rose Hips*

*Rosa canina, rugosa,
and centifolia*

피부에서 정신까지, 완벽한 장미

남녀노소 모두에게, 완벽한 장미

풍부한 건강을, 완벽한 장미

장미의 고향은 페르시아라고 생각하지만, 장미는 아주 오래되어 원산지는 불명확하다. 3천만 년 된 선사시대의 장미 화석이 발견되었고, 장미의 출현은 그보다 1백만 년 이전으로 추정된다.

오늘날, 재배되는 장미는 1만 종 이상 되는 걸로 추정되지만, 약으로 쓰이는 것은 연한 녹색의 가시가 있는 줄기, 정중앙의 잎맥과 가장자리가 톱니 모양인 밝은 녹색의 타원형 잎을 가진 유럽산이다. 꽃은 흰색, 진분홍색, 연하거나 예쁜 붉은색, 수백 개의 꽃잎 혹은 해당화처럼 단지 몇 개의 꽃잎을 가진다.

들장미의 열매는 보호를 위해 실제 열매의 주위에 자라는 불그스름한 색의 덮개가 있고, 이러한 이유로 종종 '허위의 열매' 라 불린다.

꽃의 여왕

크리스마스 전설에 따르면, 아기 예수가 태어난 순간, 온 세상의 장미꽃들이 피었다고 한다. 들개장미라는 이름은 맨 처음 미친(야생의) 개에 물린 상처의 치료제로 사용된 것에서 유래하였다.

완벽한 장미, 완벽한 차 ___

로즈힙은 '허위의 열매'라고 불리지만, 치료의 효용성을 보면 그렇지 않다. 자연의 영양분이 가득 함유된 완벽한 차를 제공한다. 영양적 효용성은 장미의 색만큼이나 풍부하고, 차를 마시면 영혼이 상쾌함과 동시에 행복한 느낌을 갖게 된다.

고대 로마에서, 들개장미는 찬사나 은총의 의미로 사용되었다. 이 장미는 승리자의 길과 축하연회장에 뿌려졌으며, 군함을 장식하고, 화관으로 착용하기도 했고, 꽃잎은 겨울에 포도주에 띄우기도 했다.

영국에서는, 기아에 허덕일 때, 들개장미 열매가 음식으로 사용되었다.

자양 강장제. 로즈힙 차는 강한 치유력을 가진 면역과 행복을 위해 없어서는 안 될 항노화작용과 상쾌함을 주는 다음과 같은 영양분을 갖고 있다. 비타민A와 D, B복합체, C-구연산, 사과말산, 아스코르브산, E, K(활력과 장수), 바이오플라보노이드 루틴(모세혈관 강화작용, 각종 출혈 예방 치료용), 칼슘, 철, 규소, 셀레늄, 세포를 위한 자연산 나트륨, 마그네슘, 펙틴(섬유질), 인, 칼륨, 황, 아연.

명료하고 간단한 보호. 로즈힙 차는 많은 치유력을 가진 활기가 넘치게 하는 음료이다. 뜨거운 차이거나 차가운 차이거나 이 차를 마시면 얼마나 기분이 좋아지는지 알게 될 것이다. 기도를 깨끗이 정화하여 숨쉬기를 편하게 해주고 덜 피로하게 한다.

이 차는 질병으로부터 보호하여 감기나 바이러스에 잘 걸리지 않도록 하고 좀 더 빨리 치료되도록 도와준다. 과도한 피로와 스트레스를 극복하도록 하여 평온해지도록 도와준다. 많은 가벼운 질환들을 치료해 줄 것이다. 일상의 차로 애용한다면 요로감염증에 절대 걸리지 않을 것이다.

피부와 영혼. 허브에 대한 속설에, 장미는 '피부와 영혼'에 좋다고 전해져 온다. 피부에서부터 가장 깊숙한 곳까지 모든 기관의 기능을 향상시킨다. 피부를 치료하고, 근육과 뼈를 단단히 하며, 내부의 장기를 진정시키고 점액 울혈을 깨끗이 하고, 조직을 치료하며, 치료와 재생을 위해 세포층에서 작용한다. 이 차는 활성산소에 의해 야기되는 세포 손상을 막아준다. 또한 활력을 주는 우울증 치료제이기 때문에 영혼을 맑게 해줄 것이다.

다음은 이 장미의 효력들이다.

항우울증제	항바이러스	요로강장제
최음 효과	혈액강장제	긴장 완화
호르몬 조절	항염증	신경 강화
소화 보조제	면역 강화	기관 세정제
피부 수화	혈액순환 보조제	항스트레스제
가래 제거제	항산화제	감염 방지
회복강장제	수렴제	호흡 보조제
부신보조제	소독제	진정제
신장강장제	활성산소로 인한 손상 방지	항균성

세기에 걸친 사용. 중국 의학에는, 장미 열매를 징잉지(Jing Ying zi)라고 불렀으며, 신장의 활력(기)과 비뇨기질환에 사용하였다. 아유르베다 의학에서는, 장미는 정신강장제였다.

유용한 부위 : 꽃잎과 열매

로즈메리 *Rosamarinus officinalis*

상냥한 활력자 *Rosemary*

모양과 성장 형태가 각기 다른 다양한 종류의 로즈메리가 있는데, 잎이 파래지면 하얗게 꽃이 피는 종류를 제외하고는, 진푸른색에서 장밋빛을 띠는 푸른색까지 장관의 색으로 로즈메리 꽃이 핀다. 약전에 근거한 식물은 3~6피트 높이로 자라고, 윗부분이 짙은 녹색이고 밑부분은 밝은 회색인, 빛이 나고 폭이 좁은 잎을 가진 목질의 관목이다. 봄에 꽃이 피지만 때때로 상긋한 소나무 향을 풍기는 라벤더블루의 꽃들로 가을을 장식하기도 한다.

지중해 해안, 프랑스 그리고 스페인이 원산지이며 바다가 보이는 바위언덕에 자라고 항해하는 배에 소나무 향기를 바람에 실어 보낸다. 아침 안개로 생긴 물방울이 그 잎에 맺혀 반짝이게 되자 '바다의 이슬' 이라는 이름을 얻게 되었다.

최고의 보석

로즈메리는 수세기 동안 시인들과 역사학자들에 의해 찬사를 받아 왔다. 이것은 약용, 요리, 상징적인 은총, 정원에서 방향요법으로 사용된 오랜 역사를 갖고 있다. 고대 이집트인들은 정원 벽의 안쪽을 로즈데리로 장식했다. 알제리에서는 이 식물로 장미 정원의 가장자리를 장식했다. 로마에서는 공식적인 정원을 둘러싸는 울타리였고, 축제에서는 로즈메리 화환이 어린 소년, 소녀들 머리에 씌워졌다.

로마의 육군은 암흑시대에 영국으로 이 식물을 가져왔는데, 수도원 정원에 선물로 주게 되었다. 헝가리의 엘리자베스 여왕이 마비되었을 때, 그녀는 로즈메리, 라벤더 그리고 머틀로 매일 마사지를 받았는데 그녀는 로즈메리 덕택에 회복되었다고 주장했다.

로즈메리는 항상 사랑과 추억과 관련이 있었고 보석만큼이나 소중하게 여겨졌다. 클레비스의 앤이 영국의 헨리 8세와 결혼했을 때, 그녀의 왕관은 로즈메리로 장식한 금관이었다. 신부들은 행복한 결혼을 알리기 위해 부케에 로즈메리를 넣어 장식했다.

사랑과 추억. 로즈메리의 사랑과 추억에 대한 상징적인 본성은 건강의 속성에 대한 중요한 단서가 된다. 심장과 마음을 위한 강장제로 심장 혈액 흐름을 자극하고, 뇌로 산소와 영양분의 공급을 증가시킨다. 심장은 더욱 활발히 움직이고, 기억력과 집중력은 증진된다.

이완제. 로즈메리는 강장제이면서 신경계를 이완시킨다. 불안, 우울, 긴장으로 인한 두통을 완화시킨다.

회복. 병이나 수술로부터 회복하는 동안(특히 어른들에게) 훌륭한 음료가 된다. 면역력과 건강을 서서히 회복시키는 허브이며 활성 산소로 인한 세포 손상을 막아주는 항산화제를 갖고 있다. 신경을 이완시키고 진정시키며 소화액의 흐름을 증강시키고, 영양분을 흡수하기 위한 신체 능력을 증진시킨다. 부작용이 없으며 규칙적으로 섭취할 수 있다.

두피. 혈액순환을 활성화시키고, 소낭을 세정하며, 머리카락 성장을 자극하기 위해 그 부위를 소생시키는 자극적인 두피 린스제이다.

피부. 윤기가 나도록 피부에 혈액을 공급해주고, 감염을 막는 피부의 능력을 증진시키는 향균성을 가지고 있다.

날씬함. 지방의 소화를 증진시키고, 셀룰라이트의 축적과 축적된 것을 소모시킨다.

세기에 걸친 사용. 만성기관지염을 치료하는 데 사용되었다. 그것의 항경련성은 기관지 발작을 감소시켜 숨쉬기를 편하게 해준다.

특징 : 로즈마린산

로즈마린산이라는 주요한 성분이 있다. 이 성분은 감염과 싸우는 항바이러스성, 항세균성이다. 또한 염증을 완화시키는 항염증성이다.

유용한 부위 : 뿌리 위 전체 식물

성분 : 휘발성유, 플라보노이드, 페놀산, 로즈마린산, 트리터페닉산, 타닌산, 쓴맛, 송진

효능 : 소독성, 항산화성, 거담제, 충혈완화제, 혈액순환 강장제, 수렴제, 이완제, 구풍제, 진경제, 항울제, 이뇨제

세이지 *Salvia officinalis*

현명함과 장수의 허브 *Sage*

지중해가 원산지이며, 부드럽고 끝이 도톨도톨한 희끄무레한 녹색 잎을 가진 방향성의 식물이다. 여름 동안 보라색 꽃이 피고 진다.

영원한 정신의 상징

이 식물의 라틴어 salveo는 '치료하다'를 의미한다. 오랫동안 세이지는 현명한 사람이나 성인과 연관되어 왔다. 유대인 종교의 7개의 가지 모양에 불이 켜진 촛대는 예루살렘에서 자라는 세이지와 꽃이 피어있는 샐비어 줄기와 연관되어 있다.

영국, 존 킬(John Keel)은 세이지의 효력을 상당히 고무적으로 요약했다.

세이지는 …
부패의 빠른 진행을 더디게 하고 …
심약함을 경감하고, 허약함을 강하게 하고 …
떨림으로부터 손을 보호하고,
어둠침침함으로부터 눈을 …
그리고 평생 삶의 등불로
자연은 밝게 세이지를 타오르고, 타오르게 할 것이다.

명언 : 나이 먹은 만큼 현명해져라.

영감을 주는 차 ___

만약 여러분이 풀어야 할 문제가 있어 혼란스럽다거나, 곤란한 결정을 해야 할 처지에 있다면 세이지 차를 마셔 보라. 세이지 차는 거미줄을 치워 명쾌함을 주는 특별한 능력이 있다.

세이지는 수도원 정원에서 재배되었고, 중국에서 번성하였으며 16세기에 영국에 전해졌다. 캘리포니아에서, 스페인 성직자가 개종하려는 인디언으로부터 그 비법을 배워, 엘카미노리얼의 전도단 정원에 세이지를 키웠다. 제인 그레이가 『붉은 옷의 기사들』을 썼을 때, 미국산 세이지 수집에 한층 더 박차를 가하였는데, 은빛의 잎이 무성하고 파스텔풍의 꽃들이 있는 것, 또는 녹색의 주름진 잎과 초컬릿빛 나는 붉은 꽃들도 있었다. 어떤 꽃들은 암청색, 노란색, 군청색도 있었다. 미국의 세이지는 가장 좋은 세이지 중의 하나로 여겨져 중국인에 의해 수입되었고, 세이지의 뿌리는 고여 있는 혈액을 순환하게 하고 심장을 강하게 하는 데 사용하였다.

항노화. 세이지는 감염과 싸우는 항생제이고, 신체를 조율하는 높은 영양소를 가지며, 활성산소가 조직과 세포에 손상을 주는 것을 막는 항산화제로서 초기 노화를 방지하는 기능이 있다.

혈당. 혈당을 낮추는 것을 도와준다.

소화제. 소화관 내장을 부드럽게 하고 근육을 이완시킨다. 소화

과정을 도와주고, 소화효소를 증가시킨다. 또한 위를 차분하게 하고 소화불량과 가스를 없애준다.

간. 둔한 간과, 두통과 피로, 면역력 감소 같은 연관된 증상에 대한 자극제이다. 세이지는 활력을 제공할 것이다.

코 울혈. 살균제 효과가 있어 공기통로를 깨끗이 하기 위해 세이지 차를 흡입한다.

야한증. 냉각효과가 있어 발한을 거의 50%까지 줄일 수 있다.

호흡기 감염 - 감기, 편도염, 기관지염, 울혈. 수렴제, 소독제, 거담제로 세균과 싸우고, 가래를 깨끗이 하고 발열을 줄인다. 목의 감염균과 싸우기 위해 따뜻한 세이지 차를 복용하고, 이 차로 양치질하라.

여자를 위한 세이지. 월경 불규칙을 완화하는 생식기를 위한 강장제이다. 발한을 줄이는 성질이 있어 야한증 또는 폐경기의 '안면홍조'를 완화시킨다.

특징 : 비듬. 두피를 위한 허브 린스제이며 비듬을 제거해 준다. 사람들은 세이지가 백발의 머리카락을 회복할 수 있다고 말한다.

주의 : 적절한 사용이 가장 좋다. 간질 증상이 있다면 세이지를 피하라.

유용한 부위 : 잎과 뿌리

성분 : 비타민A, B1, B2, B3, C, 칼슘, 철, 마그네슘, 망간, 인, 칼륨, 셀레늄, 규소, 나트륨, 황, 아연, 휘발성유, 쓴맛, 타닌, 트리터페노이드, 송진, 플라보노이드, 에스트로겐 화합물, 사포닌 ; **뿌리 :** 비타민E

효능 : 진경제, 수렴제, 소독제, 구풍제, 말초혈관벽 이완, 발한을 줄임, 항생제, 혈당저하, 담즙 흐름을 촉진 ; **뿌리 :** 진정제, 혈액순환 촉진, 냉각효과

사르사파릴라

Smilax officinalis

강한 세정제 *Sarsaparilla*

크고, 깊은 잎맥을 가진 장방형 잎, 옅은 색의 꽃, 짙은 붉은색 과실을 맺는 중앙아메리카의 덩굴허브로 큰 가시가 있는 휘감긴 줄기를 갖고 있다. 16세기에 매독을 치료하기 위해 스페인 상인이 유럽으로 가져왔는데 그것은 사르사파릴라의 긴 오렌지색의 뿌리였다. 18세기에 이르러, 사르사파릴라 뿌리는 만병통치약으로 불렸다.

종종 자메이카의 사르사파릴라라고 불리는데, 맨 처음 자메이카에서 그것의 뿌리를 수출했기 때문이다. 사르사라는 단어는 '나무딸기 속의 식물', 그리고 파릴라는 '덩굴식물'을 의미하며 이는 가시가 많은 덩굴식물로서 본성을 나타낸다.

혈액과 신체 정화. 신체를 가장 잘 정화시키는 허브 중의 하나로 신체를 강력히 세정하는 사포닌을 함유하고 있다. 피부를 통해(발한에 의해), 소변을 통해(이뇨성을 동반), 내장으로부터(장운동을 자극해), 폐로부터 점액을 떼어냄으로써 독소를 제거한다.

대사작용. 지방, 탄수화물, 단백질, 신체에 의한 영양분의 이용을 향상시키는 대사작용 자극제이다.

건선, 대상포진. 건선, 대상포진 그리고 다른 발진성의 피부상태를 근본적으로 치료해주는 피부세정제로 사용할 수 있다.

남자와 여자의 성욕. 펜실베이니아 주립대학의 연구자는 사르사파릴라가 호르몬과 같은 물질을 세 가지 갖고 있다는 것을 발견했다. 테스토스테론, 프로게스테론 그리고 코르틴으로 이들은 성욕에 영향을 준다.

1. **성적 무능력.** 사르사파릴라에 자연적 테스토스테론과 유사한 물질은 정소에서 테스토스테론의 정상적 공급을 가져다주지 못하는 남자의 성적 무능력을 치료하는 데 도움을 준다. 성적 욕구를 돋우고 테스토스테론이 부족한 남자에게 새로운 원기를 가져다준다.

2. **폐경.** 사르사파릴라의 자연적 프로게스테론과 유사한 물질이 생식계를 조율하고 성적 욕구를 일으켜 프로게스테론이 부족한 폐경기 여성에게 희망을 준다. 최근 연구는 폐경기에 프로게스테론이 부족함은 에스트로겐보다 더욱 중요하며, 많은 여성들이 폐경기에 새로운 원기를 위해 프로게스테론을 공급한다. 이것은 여성들이 개별적으로 의사의 안내를 받아서 해야 할 결정이다.

3. **부신호르몬.** 사르사파릴라의 코르틴과 같은 물질은 부신에서 분비되는 코르틴과 유사하다. 충분한 코르틴이 없다면, 초조하고 우울하며, 원기가 부족함을 느끼고, 신체는 더욱 감염되기 쉽다.

성병. 인디안 사르사파릴라(Hemidesmus Indica)는 성병에 효과적인 치료제이다.(다른 사르사파릴라는 아니다.)

세기에 걸친 사용. 크리족 인디안이 매독을 치료하는 데 사용하였다. 유럽에서 관절염과 류머티즘에 항염증제로 사용하였다. 중국에서는 요도관 장애에 세정제로 사용하였다. 사르사파릴라는 뿌리 음료에서 향미의 하나로 사용되었다.

주의 : 신장이나 간이 약한 사람에겐 권하지 않는다.

유용한 부위 : 뿌리(황갈색 뿌리가 가장 좋다.)

성분 : 점액, 사포닌 글루코시드, 지방산, 비타민A, B복합체, C, D, 칼

슘, 구리, 철분, 마그네슘, 망간, 인, 염화칼륨, 규소, 나트륨, 황

효능 : 강장제, 혈액정화제, 신체세정제, 변질제, 부신자극제, 발한제, 반지사제

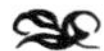

사사프라스

Sassafras officinale

달콤한 뿌리껍질 *Sassafras*

미국과 캐나다가 원산지이며 풍미와 세정력, 그리고 향기로운 특성으로 블렌드에 종종 사용된다. 혈액 밖으로 독소를 빨리 이동하기 때문에 숙취에 복용하면 좋은 차이다. 고통을 경감시키는 진정제 성질이 있고 류머티즘과 통풍에 유서 깊은 차이다.

유용한 부위 : 뿌리껍질

톱야자

Serenoa serrulata

성적 충동 촉진제 *Saw Palmetto*

북아메리카의 동부지방이 원산지이고, 줄기에 팬 모양 모형을 형성하는 길고 가느다란 잎을 갖고 있다. 과실은 옅은 갈색 과육을 가진 검은색이다.

호르몬 균형, 선(腺). 선 조직을 세정하고 강하게 하며 남, 여 모두 호르몬의 균형을 조절한다.

신경계. 신경계를 진정시키고 긴장과 불안을 경감하는 데 도움

을 준다.

전립선, 고환, 성적 무능력. 남성의 성적 충동에 강장제 효과가 있다. 남성 생식 기관의 고환의 위축증을 방지하기 위해 세정하고 강화한다. 또한 전립선 확장을 막기 위하여 사용되었다.

영양실조, 피로. 소화력과 생명력을 증진시키고 영양실조를 치료하는 데 사용된 긴 역사를 갖고 있다.

요도 감염, 요실금. 사포닌 세정력은 요도 감염에 특히 좋다. 요실금 치료에도 사용된다.

여성의 생활 주기. 여성의 성적 욕구를 위한 차, 월경주기를 조절하고 생식계를 조율하며, 심한 복통과 고통을 진정시켜준다.

특징 : 지방 분해

지방을 분해하는 리파제라는 효소를 갖고 있어 비만과 과체중을 치료하는 데 도움을 준다.

유용한 부위 : 열매

성분 : 비타민A 카로틴, 알칼로이드, 글루코시드, 송진, 스테로이드계 사포닌

효능 : 소독성, 소염제, 이뇨제, 진정제

스키잔드라(오미자)　　　　　　　*Schizandra chinensis*

풍성한 과실 *Schizandra*

중국 북부 생명력을 지닌 과실 허브이다. 중국인들은 쓴맛, 단맛, 떫은 맛, 짠맛, 신맛 모두를 포함하기 때문에 '다섯 가지 맛 과일'

이라고 부른다. 중국 의학은 각각의 맛은 특정한 기관과 신체계통과 관련되어 있다고 본다. 감정의 중심, 다섯 가지 원소, 다섯 계절, 그들은 모두 조화와 균형을 창조하는 데 서로 관계가 있다. 스키잔드라는 다섯 가지 맛을 모두 가지고 있기 때문에 신체 전체에 좋다.

기 강장제. 중국에서는 우웨이지(Wu Wei Zi)라 불리며, 특히 신장과 피부에 좋은 생명의 원기 강장제로 알려져 있다. 감염균과 싸우는 항균성이 있으며 단백질 생산, 혈액순환을 증진하고, 간을 보호하고 요도를 조율한다. 세포가 육체적, 정신적, 환경적 스트레스에 저항하는 것을 돕기 위해 인간세포에 활기를 주는 강장제이다. 종종 생명력과 젊음을 위해 인삼을 넣은 블렌드에서 발견된다.

성적 욕구. 남자와 여자 모두에게 성적 욕구를 일으키는 강장제로 유명하다.

주의 : 강장제 허브를 복용할 때는 주의 깊은 고려가 필요하다. 전문적 안내 없이 병을 앓는 동안 강장제 허브 복용을 하지 말라.

유용한 부위 : 열매

성분 : 스키잔드린, 사과산과 구연산, B-시토스테롤, 비타민A, B복합체, C, D, 칼슘, 구리, 요오드, 철, 마그네슘, 망간, 인, 염화칼륨, 규소, 나트륨, 황, 아연

효능 : 강장제, 항균제, 수렴제, 진정제, 최음제, 신장강장제, 원기강장제

스컬캡(황금) *Scutellaria laterifolia*

신경 강장제 *Scullcap*

아메리카 원산이며 정사각형 줄기와 직물 짜임같이, 끝이 점점 가늘어지는 끝부분을 한 톱니 모양의 잎을 갖고 있다. 푸른색 수상화서로, 헬멧 모양을 한 꽃이 높은 곳에서 피어 '퀘이커교도의 모자'라는 별명이 있다.

신경강장제. 허브계에서 가장 훌륭한 신경진정제 중 하나이다. 신경계를 강화하고 조율하는 광물질이 풍부하며, 스트레스에 한층 더 우수한 방어력을 길러 준다. 모든 신경계의 질병에 권장되며, 긴장, 걱정, 신경과민, 히스테리, 노이로제, 소화불량, 우울, 공포를 완화한다.

금단증상 치료 차 ___

스컬캡 차를 반 컵 정도 신경계에 자양분 공급의 일정한 흐름을 위해 규칙적으로 조금씩 마신다. 신경에 일어난 문제가 치유될 때까지 매일 반복하고 필요에 따라 복용한다.

금단증상. 알코올, 니코틴, 약물 그리고 처방된 신경안정제의 금단에 따른 신경 긴장과 내부 장애를 완화한다. 또한 상한 신경계를 회복하는 데 도움을 준다. 진정시키는 성질 때문에 많은 블렌드

에서 발견되며 약간 쓴맛은 꿀 또는 계피를 조금 첨가하면 훌륭한
차가 된다.

유용한 부위 : 잎, 줄기, 꽃

성분 : 칼슘, 칼륨, 마그네슘, 철, 규소, 플라보노이드, 글리코시드, 고미
소, 휘발성유, 타닌

효능 : 강장제, 진경제, 약한 수렴제, 소화 보조제

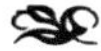

센나   *Cassia angustifolia Cassia acutifolia*

강력한 완하제 *Senna*

강력한 완하제로 특히 아래쪽 내장과 내장벽을 자극하는 하제
이다. 염증상태에서 사용해서는 안 되고, 진정하는 효과가 있는 허
브는 센나의 움켜쥐는 효과와 거스를 수 있어 장에 갑작스럽고 불편
한 경련이 생길 수 있으므로 모든 블렌드에 소량으로 사용하는 것이
가장 좋다.

유용한 부위 : 잎과 꼬투리

애기수영   *Rumex acetosella*

방어자 *Sheep Sorrel*

유럽이 원산지이고 메밀과의 하나이다. 비타민, 광물, 엽록소
로 채워져 있으며, 카로티노이드, 생체플라보노이드 그리고 구연산

을 갖고 있다. 이 영양분들은 조직에 산소를 증가시키고 새로운 조직 성장을 증진시킨다. 부패의 질병과 싸우는 신체의 면역계를 돕기 위해, 신장, 방광 그리고 간을 청소하고 혈관의 축적물을 제거하는 데 도움을 준다.

유용한 부위 : 잎

미끄럼느릅나무 *Ulmus rubra*

평가할 수 없는 보물 *Slippery Elm*

미국과 캐나다가 원산지이고, 두꺼운 회백색 껍질과 톱니 모양의 가장자리를 가진 거칠거칠한 잎을 가지고 있으며 60피트까지 자라는 웅장한 나무이다. 가루로 된 안쪽 껍질은 황갈색이고, 특별한 장점을 가지고 있다.

질병에 대한 방벽. 신체 점막은 질병에 대한 자연적 방어벽이다. 점막이 감염되거나 염증을 일으키면 특히 염증이 발생하는 장소가 기관(organ)이나 계통(system)이라면, 질병에 대한 저항력은 감소된다. 염증이 있거나, 감염이 더욱 심해질 때, 기관 또는 계통은 위태롭게 되고, 신체 전체 균형에 영향을 준다.

껍질은 감염되거나 염증을 일으킨 점막을 치료하는 가장 좋은 치료제 중의 하나이다. 발열로 독소를 뽑아내고, 점액으로 막을 덮어 감염으로부터 점막을 보호한다.

미끄럼느릅나무 처치법은 질병 예방을 위한 좋은 방법이다. 질병이 진행되기 전에 약화시킨다. 모든 염증 상태, 호흡기 문제, 폐의

약함, 위 염증, 방광염을 포함한 요도 질병에 놀라운 치료를 할 수 있고, 특히 아래 내장의 염증, 대장염, 그리고 방광염을 포함한 장의 질병에 진정효과가 있다. 소화를 돕고, 지속적 사용으로 장운동을 정상화할 수 있다. 산성화를 막아 주며, 계통을 위한 식물이다.

질병과 회복. 신체 내 방어력을 도우며 독소를 뽑아내는 능력이 뛰어나다. 세포를 진정시키고 보호한다. 오트밀만큼이나 많은 영양분을 갖고 있고, 암과 싸우는 비타민류를 포함하여 조직 치료에 필요한 규소를 가진 유용한 허브이다. 질병 예방에 도움이 되고, 병을 앓는 동안 회복을 촉진시켜 준다.

건강을 위한 영양분 근원. 비타민A, B복합체, C, E, K를 포함한다. 또한 단백질이 높고, 칼슘, 철, 마그네슘, 인, 칼륨, 규소, 셀레늄, 나트륨 그리고 아연을 갖고 있다. 어떤 질병에 걸렸을 때 회복력을 높게 해준다.

쓰림, 종기, 화상, 양성종양, 피부 질병, 그리고 감염. 미끄럼느릅나무의 껍질 가루는 염증을 진정시키고, 피부로부터 불순물을 뽑아내고, 빠른 치료와 조직의 본래모습을 회복시키는 데 가장 좋은 찜질약 중의 하나이다. 소량의 물을 부어 반죽하면 찜질약을 만들 수 있다.

특징 : 채식주의자를 위한 단백질과 근육강화제.

조리법 : 따뜻한 우유나 뜨거운 물로 차를 만든다. 종종 우유는 뜨거운 차에 첨가된다. 한 잔에 반 스푼 정도가 건강 유지에 적당한 양이다.

유용한 부위 : 내부 껍질 가루

성분 : 영양이 풍부, 점액, 녹말, 타닌

효능 : 건강강장제, 독소제거제, 점막보호제, 피부연화제, 완하제

청가시덩굴 *Smilax* − 사르사파릴라 참조

스피어민트(녹양박하) *Mentha spicata Mentha viridis*

풍미를 더하는 민트 *Spearmint*

정원 민트로 알려져 있으며, 스피어민트는 정원에 보이고 박하 향기를 갖고 있기 때문에 종종 페퍼민트로 오해받고 있는 허브이다. 민트는 비슷한 성질을 갖고 있지만, 페퍼민트에 있는 멘톨의 휘발성 유는 민트과에 있는 다른 종류와 질적인 면에서 같지 않고 다른 것들과는 분리된다.

스피어민트는 창 모양과 보라색 꽃의 수상화서를 가진 지중해 민트이다. 페퍼민트를 닮았으며, 경작하는 데 비용이 많이 들지 않고, 종종 향기와 상승작용을 위해 블렌드에 사용된다. 신경을 진정시키고, 멀미와 딸꾹질을 멈추게 한다. 우량의 민트가 아닐 수도 있지만, 씹는 껌에 친근한 민트가 되기도 하고, 쓰린 목에 좋고 호흡을 상쾌하게 하는 좋은 민트이다. 종종 부비동을 깨끗이 하고 산 · 알카리 균형을 조절하는 데, 그리고 요도관 장애에 사용되어 왔다. 또한 비장을 세척하고 조율하는 데도 사용되었다.

유용한 부위 : 식물 전체

세인트존스워트 *Hypericum perforatum*
원상회복시키는 식물 *ST. John's Wort*

영국, 유럽 그리고 아시아가 원산이며, 길가를 따라 풀밭과 목초지에서 자라는 야생의 다년생 식물이다. 곧은 줄기와 작고 옅은 녹색의 타원형 잎을 가지고 있다. 6월과 8월 사이에 섬세하고 밝은 노란 꽃을 피운다. 꽃잎과 잎은 붉은 송진이나 휘발성오일을 생산하는 유선이 있다. 꽃이 핀 후, 수지질의 향을 가진 작고 검은 씨를 생산한다.

hypericum이란 이름은 그리스어에서 '유령의 위쪽에' 라고 번역된다. 신화에 따르면, 세인트존스워트는 악한 정신을 물리치는 힘이 있어 '향기를 한 번 내뿜으면 악한 정신이 멀리 달아났다.'고 한다.

두 명의 성자가 세인트존스워트라는 이름을 주는 데 기여했다. 한 명은 예루살렘의 세인트존으로 십자군 기사들이 전쟁에서 입은 상처를 치료하기 위해 이 식물을 사용하였다. 다른 한 사람은 침례교인 성 요한으로 성 요한이 참수형에 처해졌을 때 그의 피로부터 이 식물이 자랐다는 전설이 있으며 선(腺)으로부터 나온 붉은 기름은 그의 피를 나타낸다고 한다.

16세기, 의사 파라셀수스는 "...모든 처방에서, 손해 없이, 위험 없이 할 수 있는 치료에 세인트존스워트만큼 좋은 약은 없다."라고 쓰고, 모든 다른 허브보다 낫다며 세인트존스워트의 장점을 극찬했다.

항우울제 그리고 신경강장제. 만성 피로와 스트레스 후 신경계를 회복하기 위한 가장 좋은 허브 중의 하나이다. 일상의 차로 마시면 우울, 걱정, 성급함을 덜 수 있고, 감정을 안정시키고 불면증을 줄여 준다. 단가아민산화효소억제제이고 도파민의 자극제이며, 우울증을 완화시켜 주는 히페리신을 포함하고 있다. 차맛은 차갑고 쓴 듯한 단맛이 난다.

면역. 뉴욕대학교와 이스라엘의 바이즈만 과학연구소의 연구자는 히페리신과 위히페리신, 둘 모두 세인트존스워트의 성분이고, 동물에서 HIV바이러스의 성장을 방해한다는 것을 발견했다. 현재의 연구는 히페리신의 종합적 버전이 인간에게 효과가 있는지 실험하고 있는 중이다. 또한 플라보노이드 성분이 높은데 이는 질병과 싸우는 항바이러스성, 항균성, 그리고 항진균성이다.

요실금. 요실금을 치료하기 위해 자기 전 차로 복용하였다.

월경, 폐경. 월경시 고통과 불편함, 긴장, 폐경기 우울증을 덜어 주는 진정효과가 있다.

신경통, 신경염. 근육을 이완화고, 감염을 줄이며, 신경통과 신경염의 고통을 덜어 준다.

접질림, 염좌. 세인트존스워트의 따뜻한 차봉지는 국소부위의 신경통, 접질림과 염좌, 팔꿈치의 통증을 완화하는 습포제이다.

세기에 걸친 사용. 방광질병, 폐질환, 황달에 치료제로 사용되었다. 또한 강력한 종양을 없애는 데 외용약으로서도 평판이 있다.

주의 : 정기적인 사용은 햇빛에 민감하게 만들 수 있다. 물집이 생기고 붉게 물드는 피부의 경향을 강화시키기 때문에 방사선 치료를 피하라. 혈압을 높일 수 있고, 개인에 따라 두통과 메스꺼움을 야기할 수 있다. 단가아민산화효소억제제, 스테로이드계 약물, 정신 안정제,

또는 처방전 없는 다이어트 약 또는 암페타민과 같은 처방전 약물과 같이 사용해서는 안 된다. 단기간 사용하는 것이 가장 좋다.

유용한 부위 : 식물과 꽃

성분 : 플라보노이드의 좋은 근원, 글리코시드, 루틴, 타닌, 휘발성유, 송진

효능 : 수렴제, 진통제, 항염증제, 진정제, 신경강장제

야생딸기

Fragaria vesca

'차가운' 감귤류의 허브 *Strawberry, Wild*

장미과의 하나이고 북반구 원산이며 알프스 산맥에 있는 고향 때문에 '알프스 산맥의 딸기' 라고 종종 불린다. 깊은 균열과 가리비 모양의 가장자리를 한 연녹색 잎을 갖고 있고, 작은 갈색 씨를 점으로 박은 섬세한 옥수수 모양의 주홍색 딸기를 생산한다. 잎과 열매는 차를 위해 종종 분리가 된다.

잎. 야생딸기 잎 차는 전체적 건강을 위해 좋으며, 위장의 염증과 감염, 소화불량 그리고 류머틱 통풍을 진정시키는 데 아주 좋다. '차가운' 성질 때문에 잎은 블렌드에서 다른 허브와 균형을 이루는 데 종종 사용된다.

열매. 몸 전체의 강장제. 열매로 만든 차는 병이나 수술 후 회복에 좋다. 혈액에 자양분을 주고, 철과 비타민의 훌륭한 근원이고 신체를 강하게 하며, '열' 독소의 간을 세척하는 데 좋다. 간염 회복에 특히 유용하다.

특징 : 습진

열매는 피부에 좋고, 습진 치료제로 추천된다. 찻물로 목욕을 하면 햇볕에 타서 붉어진 피부를 가라앉히고 없애는 데 도움을 준다.

유용한 부위 : 잎과 열매

성분 : 구연산, 점액, 휘발성유, 펙틴, 당, 비타민B, C, E, 살리실산염, 광물

효능 : 수렴제, 간강장제, 세척제, 이뇨제(부드러운). 완하제, 화상과 상처 치료

수마   *Pfuffia paniculata Martius Kunze*

생명력의 뿌리 *Suma*

아마란스과의 하나이고 아마존 원산은 야생에서 18피트까지 자란다. 몇몇 종은 짙은 보라-붉은색의 내려뜨린 수염을 닮은 멋진 꽃을 피운다.

아마란스의 그리스어 번역은 '시들지 않는' 또는 '지지 않는'을 의미하고, 이 용어는 '꽃이 결코 죽지 않는', '꿈을 꾸는' 이라고 시인들에 의해 종종 사용되었다. 수마는 시들지 않는 원기와 장수를 위해 사용되었다.

스페인에서는 파라 토도 즉, '모든 것을 위하여' 라고 부른다.

세포 산화와 면역. 세포는 건강을 유지하기 위해 산소를 필요로 한다. 수마는 세포의 완전함을 위한 유일한 것이다. 항산화성 게르마늄이 풍부하여 노화와 세포의 부패를 가속화하는 활성산소 손상으로부터 세포를 보호한다. 또한 세포를 산화시키는 게르마늄과 작용하는 효소인 베타-엑디손을 포함한다. 항암제인 사포닌을 갖고 있

고, 면역 강화를 위해 인터페론의 생산을 자극한다. 만성적인 면역 약화를 위해 복용하면 좋은 차이다.

원기와 인내. 생명의 원기강장제로 '브라질 사람의 인삼' 이라고 불린다. 그러나 성질은 인삼과 매우 다르다. 수마의 원기는 상쾌하고 짙으며, 많은 인삼들의 테스토스테론 같은 성분을 갖고 있지 않는데, 이는 특히 여성들에게 취한 기분을 일으킬 수 있다. 싱구강 부족에 의해 300년 동안 생명의 원기 강장제와 정화제로 사용되었다. 원기, 인내, 그리고 조직을 단단하게 해주며 기분좋게 작용하는데, 이는 최음의 성질 때문이다. 19개의 아미노산과 알란토인을 갖고 있으며, 이는 근육을 만드는 데 도움을 준다. 혈중 콜레스테롤을 낮추고 혈액순환을 증진하는 식물성 호르몬을 갖고 있다. 반대의 것을 균형 맞춰주는 허브이기도 하다. 폐경, 만성 피로, 생명의 원기를 회복하는 데 아주 좋은 차이다. 평범한 맛을 갖고 있지만 블렌드에 사용하면 오렌지색을 내며 매력적이다.

유용한 부위 : 뿌리

성분 : 게르마늄, 아미노산, 비타민A, E, K, 약간의 B종류, 광물, 철, 아연, 규소, 마그네슘, 코발트, 식물성 호르몬, 알란토인

효능 : 원기강장제, 정화제, 최음제

백리향(타임) *Thymus vulgares*

감염을 타도하는 식물 *Thyme*

이 유럽 원산의 식물은 지중해 지역에서 번성하였고, 스페인,

아시아, 알제리, 튀니스에서도 발견할 수 있다. 작고 어두운 녹색 잎과, 분홍색 꽃의 윤생체, 그리고 상쾌한 방향성 향기를 가진 민트과로 낮게 성장하는 관목이다.

이름의 기원에는 두 가지 속설이 있다. 그리스에서, Thyme은 '훈증 소독을 하는' 것을 의미하며, 그리스인들은 이 허브를 소독제로 태웠다. 또한 그리스에서 thumus는 '용기'를 의미하며, 이는 백리향과 역사적으로 관계있는 속성이다. 중세 영국에서는, 기사들이 애인으로부터 용기와 용맹을 의미하는 벌과 백리향의 잔가지 무늬가 새겨진 손수건을 받았다.

기관지 확장제. 기도를 강화시키는 효용성 있는 건강 치료제로 기도에 오래 된 감염균과 싸운다. 기관지에 작용하여, 가래를 제거하며 울혈을 완화시킨다. 강력한 소독력이 있어 기도의 곰팡이, 세균, 미생물 그리고 바이러스 감염균들을 깨끗이 세정해 준다. 또한 머리, 목, 기도, 기관지와 폐를 깨끗하게 해준다. 일주일 동안 하루에 한 번 부드러운 차를 마시며 몸의 호전 상태를 측정해 보라. 가슴이 편안해지면 차의 횟수를 줄이면 된다.

감염 – 감기, 독감, 바이러스성. 백리향 차 한 컵은 감염, 부패 상태, 또는 질병으로부터 진정한 해결책이 될 수도 있으며, 회복을 돕는 강장제가 될 수도 있다. 가장 강력한 소독성의 허브로 항바이러스, 항진균, 항미생물, 그리고 항생제의 성질이 있다. 이런 효과에 견딜 수 있는 병원균은 많지 않다. 또한 백리향을 주전자에 끓여서 병실 공기를 깨끗이 하는 데 사용할 수 있는데 백리향의 소독성 증기는 공기를 정화할 수 있다.

피부 감염. 기생충에 의한 피부 문제와 항생 치료로 인한 문제들을 포함한 모든 피부 감염에 최고의 소독제이다. 국소적으로 사용하면 표면적당 혈액의 흐름을 증가시키고 감염을 제거한다. 백리향 차로 세척하고 치료해야할 피부표면에 도포하면 된다. 감염 상태가 심하다 해도, 치료될 때까지 소독 세척을 계속한다. 백선을 치료하기 위한 세척제로도 사용된다.

요도와 신장 감염. 다른 방법으로 실패한 요도 감염이라도 백리향 차는 살균력을 발휘한다. 신장을 깨끗이 하는 데 특별한 효용성이 있다.

자궁 질병. 자궁 문제의 어머니 같은 치료로 인해 '어머니 타임'이라고 불린다.

특징 : 곰팡이의 국부적 감염 치료.

곰팡이 감염을 치료하는 데 사용할 수 있다.

무좀. 항진균 족욕으로 치료할 수 있다. 2개 차봉지 분량(또는 건조된 허브 두 스푼)을 우려내어 따뜻한 찻물을 준비한다. 굳어진 발목 부위를 치료할 수 있도록 발목이 잠길 수 있는 충분한 양을 준비한다. 상태가 호전될 때까지 반복한다.

손톱 균류. 하나의 차봉지 분량(또는 건조된 허브 한 스푼)으로 우린 찻물에 손을 담그면 손상 받은 손톱을 회복할 수 있다. 이것은 일상적으로 매니큐어를 사용하는 사람들에게 감염을 막기 위한 유용한 치료법이다.

입과 인후. 아구창을 포함한 입 안의 균류 감염을 치료하기 위해 양치질에 사용한다.

코의 세척. 감염, 용종, 종양 그리고 진균 알레르기를 없애기 위해, 끓는 물 주전자에 하나의 차봉지 분량(또는 건조된 허브 한 스푼)

을 넣어 증기 흡입을 한다.

유용한 부위 : 잎, 꽃, 줄기

성분 : 티몰 소독제로 된 휘발성유, 플라보노이드, 타닌, 크롬과 망간이 풍부, 비타민B복합체, C, D

효능 : 소독제, 항균제, 항생제, 항진균제, 항미생물제, 진경제, 방향제, 수렴제, 기관지확장제, 구풍제, 소염제, 발한제, 거담제, 월경촉진제, 강장제, 해충 구제

우바우르시(월귤나무)   *Arctostaphylos uva-ursi*
수렴제 능력을 가진 식물 *Uva Ursi*

구릉 지역이 본거지이며, 유럽, 아시아, 아메리카 지역의 산과 스코틀랜드와 아일랜드섬의 언덕 지역에서 발견된다. 가벼운 갈색 껍질과, 가로 길게 뻗치는 줄기, 빛나는 상록의 잎을 가진 작은 관목 이다. 흰색과 붉은색을 한 꽃다발에 가까운 밀랍 모양의 꽃으로 개 화하고, 생생한 붉은 과실을 생산한다.

요도 감염. 우바우르시의 유일한 성분은 알부틴으로, 요도를 청소하는 소독제이고 조직에서 파괴되는 정신 안정제이고 이뇨제이 다. 조직의 과다한 요산을 청소하는 데 효용성이 있다. 또한 수렴제 이고 진정제이며, 여자들의 방광염과 남자들의 요도염을 포함한 요 도에서의 염증과 감염증에 사용된다.

세기에 걸친 사용. 13세기까지 거슬러 올라가서, 웰시라는 의 사에 의해 사용되었다. 방광, 신장, 자궁 질병 그리고 췌장과 비장을

깨끗이 하는 데 사용되었다.

특징 : 새로운 세포 성장을 증진하는 알란토인을 포함한다.

유용한 부위 : 잎

성분 : 알부틴, 알란토인, 몰식자산, 엘라그산, 타닌, 비타민A, B복합체, B3, C, 칼슘, 철, 마그네슘, 망간, 인, 칼륨, 셀레늄, 규소, 나크륨, 아연

효능 : 자양강장제, 소독제, 수렴제, 이뇨제

발레리안(쥐오줌풀)　　　　　　　　*Valeriana officinalis*

자연의 정신 안정제 *Valerian*

유럽과 아시아 원산으로 온화한 기후와 숲과 나무의 습지를 좋아한다. 어두운 녹색, 갈라진 잎, 그리고 뿌리에서 성장하여 키가 5피트에 달하는 하나의 긴 줄기를 갖고 있다. '케소 뿌리', '예쁜 베치' 또는 '술 취한 항해자' 라고 불리는 일본 쥐오줌풀, 그리고 '숙녀 실내화' 또는 '신경 뿌리' 라고 불리는 아메리카 쥐오줌풀을 포함하여 150종이 있다. 그러나 공식적 식물은 분홍 빛깔의 작은 흰색 꽃다발로 정의된다.

누르스름한 뿌리는 복잡하게 얽힌 신경(쥐오줌풀이 치료하는 특정한 문제)처럼 보이는 여러 가닥의 배열을 갖고 있다.

푸푸(Phu Phu)

꽃이 필 때 이상한 향기가 나며, 이것으로 인해 '푸' 라는 이름을 얻었다. 이름은 그리스어 Valere로부터 유래하였으며, 이는 '건

강하기를' 이란 뜻이다.

브리티시콜롬비아의 톰슨 인디언들은 상처를 치료하기 위해 약 가방에 넣어 다녔다.

1차 세계대전 당시 영국에서는 공습의 긴장을 위해 주어졌으며, 신경 손상에 효과적이라는 것이 증명되었다.

정신안정제 그리고 수면 보조. 한층 더 깊이 신경 중추에 진정 작용을 하며, 고통, 긴장, 스트레스 상황에서 수면을 가져다주어 과도한 긴장 상태를 완화하며, 아무런 숙취효과가 없다. 뇌와 신경계를 안정시키고 진정시킨다. 효과를 증가시킬 수 있기 때문에 수면 유도제와 같이 복용해서는 안 된다. 복용량을 낮게 하는 것이 좋으며, 정기적으로 중지(2주 혹은 3주)하는 것이 좋다.

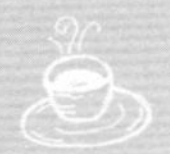

정신 안정의 물 _ _ _

고대 그리스에서 향기 목욕에 소중히 사용되었다. 진정작용이 있어 고통, 긴장, 근육경련을 완화하고, 신체 전체를 이완한다. 자기 전 진정작용을 얻는 좋은 방법이다.

시력. 시력을 강화하는 데 사용되었고, 시신경이 약한 경우 특히 효과적이다.

세기에 걸친 사용. 히스테리와 스트레스로 인한 신경 질병에 사용되었다.

주의 : 적절하게 사용하여야 한다. 사용자의 소수(5%)가 환각 반응을 일으킬 수 있다.

유용한 부위 : 뿌리

성분 : 나이아신의 좋은 근원, 칼슘, 비타민, 광물, 휘발성유- 이소바레리아닉산, 바레포트리에이트, 알카로이드, 이리도이드

효능 : 정신안정제, 진정제, 거담제, 이뇨제, 구풍제, 가벼운 진통제

버베인(푸른 버베인)　　　　　　　*Verbena officinalis*

신경 강장제 *Vervain*

유럽, 중국 그리고 일본이 원산지이며 목초지와 길가에서 발견되는 밝은 녹색의 다년생 식물이다. 깊은 열편과 만지기에는 거친 창 모양의 잎을 갖고 있다. 잎은 긴 줄기에서 대칭을 이루며 꼭대기를 따라 작은 흰색 꽃을 피운다.

버베인의 전설은 무엇에도 뒤지지 않는다. 그것은 예루살렘에서 생겼으며, 출혈을 멈추게 하여 예수의 상처를 치료했던 허브로 알려져 있다.

또한 '자비의 허브'로도 알려졌는데, 유럽에서 몇 세기 동안, 신성한 허브로 추수하기 전 신의 가호를 빌었으며, 종교적 의식을 위해 사용되었다. 공식적 이름은 고대 로마어의 verbena에서 유래하였으며, '달라지는 식물'의 의미이다.

A.D. 77년에 초본학자 플리니는 버베인을 문지르는 사람은 "소망을 이루고, 열병을 제거하고, 모든 질병이 치료된다."라고 동

방박사가 주장했다고 말했다. 그리고 행운을 얻기 위해 목 주위에 두르게 되었다고 한다.

최음제. 걱정, 우울, 권태, 두통, 그리고 급한 성미를 완화시킬 수 있는 최음제의 성질을 갖고 있다.

신경. 신경계 진정제이고 강장제이다. 차분하게 하고 스트레스에 저항하는 능력을 강화시켜 준다.

잇몸(종창). 입 안을 헹구기 위해 버베인 차를 사용하라.

세기에 걸친 사용. 열병, 과도한 요산 상태, 신경통, 염좌, 타박상의 고통, 그리고 상처를 완화하기 위해 사용되었다.

주의 : 기관지를 압박할 수 있기 때문에 기관지 이상이나 천식이 있다면 피하라. 블렌드에 적절한 양을 사용하는 것이 가장 좋다.

버베인 나이트캡 ___

버베인의 진정제와 최음제의 성질은 잠자는 동안 과민한 신경을 진정시켜 버베인을 좋은 나이트캡으로 만들어 줄 것이다.

유용한 부위 : 꽃이 피기 전 뽑은 식물 전체

성분 : 비타민C, E, 칼슘, 망간, 시트롤-휘발성유, 쓴 글리코시드-이리도이드, 타닌

효능 : 신경진정제, 진정제, 진경제, 간강장제, 완하제, 담즙과 자궁자극제

백참나무

Quercus alba

소독성의 나무껍질 *White Oak*

인체 내 세정을 위한 강력한 수렴제이고 소독제이다. 껍질은 갑상선, 간, 비장, 잇몸, 정맥 그리고 모세혈관에 좋다. 껍질은 뛰어난 세정제의 성질로 인하여, 종종 감염증에 치료제로 이용된다. 특히 생식계에 있어서, 효모 감염과 헤르페스와 같은 성으로 전염되는 질병에도 이용되며, 탈모를 방지한다는 평판도 있다. 블렌드에 소량 사용한다.

유용한 부위 : 나무껍질

은버들

Salix alba

항염증제 *White Willow*

중유럽과 남유럽이 원산지이며 회색 나무껍질을 가진 매우 높이 솟은 나무이다. 얇은 창 모양 잎을 가지고 있고 미상화서라 불리는 화판이 없는 노란색 꽃의 수상화서가 특징이다.

염증. 껍질은 항염증제인 '살리실산'을 갖고 있고 종종 신경통, 관절염, 류머티즘, 활액낭염, 그리고 요통을 위한 혼합액에서 발견된다. 또한 염증을 가라앉히고, 피부 치료시 영양분을 부여하기 때문에 염증성 피부에 유용하게 쓰인다. 비타민A, C, 아연을 함유하고 있다.

세기에 걸친 사용. 껍질은 소화불량을 치료하고, 소화기관을 강화하고, 질병으로 쇠약해진 몸을 회복시키는 데 사용되었다. 만성 설사와 이질의 치료제로도 사용되었다.

유용한 부위 : 껍질

성분 : 비타민A, B복합체, C, 칼슘, 인, 마그네슘, 망간, 칼륨, 살리실산, 셀레늄, 타닌, 아연

효능 : 강장제, 수렴제, 소독제, 항염증제, 해충 구제

천마

Dioscorea villosa

프로게스테론 뿌리 *Wild Yam*

15종류 이상의 야생 마가 있으며, 대다수가 음식으로 사용된다. 근육을 이완시키고, 신경을 진정시키며 선(腺)에 좋다. 비타민과 광물의 보고(寶庫)이며, 비타민A, B복합체, 칼슘, 마그네슘, 그리고 아연을 함유한다.

중국에서는 우수한 장수 허브로 간주된다. 멕시코 종의 유일한 특징 중 하나는 천연 식물성 프로게스테론이며, 이는 부신에 의해 코르티코스테론으로 전환될 수 있다. 식물성 호르몬은 골다공증을 방지하는 데 도움을 줄 수 있기 때문에 폐경기 여성들을 위한 허브로서 주목을 받아왔다. 관절염과 과민성장증후군에도 좋다.

유용한 부위 : 뿌리

베토니 *Stachys officinalis*

고결함의 허브 *Wood Betony*

그늘진 숲에서 야생으로 자란다. 키가 크며, 털이 많은 줄기와 거칠은 술 모양의 잎을 가지고 있다. 그리고 수상화서로 윤생체로 꽃이 피며, 흰 점을 가진 분홍과 보라색 꽃을 피운다. 꽃 바퀴 안에 틈이 있고, 중간중간 노출된 줄기가 보이는 것이 특징이다.

존귀하고 덕망 높은 허브

중세시대에 많은 주목을 끌었던, 베토니는 비스홉스워트(Bishopswort)라고 불려졌고, 수도원 정원과 교회 경내에서 재배되었고, 종종 위험을 멀리하고 착용자를 신성하게 여기기위해 목걸이로 착용되었다. 심지어 동물들도 베토니의 유익함을 안다고 알려졌으며, 화살에 찔린 수사슴이 치료를 위해 베토니를 먹으려고 찾아다녔다는 얘기도 있다.

옛날 이탈리아 속담에 따르면, "베토니 없이 가는 것보다 코트를 파는 게 낫다"라고 할만큼 유용한 식물로 여겨졌다. 스페인에서는 누군가를 칭찬할 때는 "베토니만큼이나 많은 덕을 가졌다."라고 말한다고 한다. 아우구스투스 시저의 의사는 베토니로 치료할 수 있는 많은 질병을 기록했다. 9세기 독일 남부지방에서는 베토니는 머리와 영혼을 맑게 하며, 나쁜 환상과 악몽을 막고, 절망을 이길 수 있다고 전해져 왔다.

베토니 같은 체질 개선약은 아주 약하게 작용하여 천천히 건강에 변화를 가져다준다.

머리를 맑게 함. 이름은 켈트어의 베토니카(betonica)에서 유래하였는데 '머리에 좋은' 이란 뜻이다. 한때 만성 두통을 앓는 사람들에게 중요한 치료제였다. 특히 두뇌 기능을 조절하는 혈액순환 강장제이며, 신경을 차분히 가라앉히며, 과도한 정신을 진정시키고 활력을 주기 위해 통로를 깨끗이 한다. 요가나 명상에서 스트레스에서 벗어나기 위해 사용하는 방법으로 흔히 '머리로부터 서서히 아래로 내림' 으로서 몰입하는 것이 있다. 베토니 차는 이와 유사하게 머리를 맑게 하는 효과를 갖는다. 울혈을 풀어주고 무거운 머리(감기나 부비동 이상 후 종종 낫지 않는 머리와 얼굴 뒷부분이 아픈 느낌)를 가볍게 한다.

소화 장애. 복통, 속쓰림, 소화불량, 가스에 가벼운 소화 치료제이다.

두통. 뇌에 빈약한 혈액순환, 긴장, 그리고 둔한 간은 종종 두통과 관련이 있다. 베토니 차 한 잔은 세 가지 모두를 경감해 준다. 왜냐하면 그것은 순환계 강장제, 간 개선제, 이완제이기 때문이다. 옛날 영국에서는 두통에 가루를 코로 들이마셔 사용하였다.

높은 혈당. 알카로이드 트리고넬린 성분은 혈당을 낮춘다.

신경통, 좌골신경통, 관절염, 통풍, 류머티즘. 고통과 긴장을 줄여 준다. 신경계에 아주 좋으며, 그 외에도 유익한 점들이 많다. 전체적으로 더 좋은 기분을 느낄 수 있도록 다방면에서 작용하는 허브들 중 하나이다.

피부 감염, 정맥류. 타닌 성분은 출혈을 멈추게 하는 수렴제이며, 베인 상처와 부상을 치료하고, 감염균과 싸운다. 따뜻한 찻물로 피부 감염, 벤 상처, 종기 그리고 정맥류에 습포를 할 수 있다. 얼마나 빨리 치료가 되며 아물게 되는지 놀라게 될 것이다.

유용한 부위 : 꽃이 피어 있는 식물

성분 : 높은 칼슘, 마그네슘, 망간, 인, 칼륨, 타닌, 사포닌, 알카로이드

효능 : 뇌를 조율하는 순환자극제, 소화자극제, 신경강장제, 상처치료제, 수렴제, 간세정제

서양톱풀   *Achillea millefolium*

상처 치료제 *Yarrow*

훌륭한 역사를 가지고 있으며, 어디에서나 자랄 수 있는 식물이다. 들판, 목초지, 초원 그리고 심지어 길가의 건조한 무덤 같은 곳에서도 잘 자라는 식물이다. 잡초와 같은 인내력을 가지고 있으며, 내한성의 성질을 가진 다년생 식물이다. 작고 가벼운 잎과 거친 줄기, 그리고 식물 전체를 덮고 있는 얇고 흰 비단결 같은 털을 갖고 있다. 밀레포리움이란 용어는 '많은 잎' 으로 번역되고, 고대에는 '무성한 잎' 또는 '수천의 잎' 으로 불려졌다. 6월부터 9월에 걸쳐서, 향기로운 옅은 자색, 부드러운 붉은색, 장미빛 분홍색, 흰색, 또는 격렬한 노란색 등 종류에 따라 다양하게 섬세한 색조로 작은 꽃송이들을 피운다.

전쟁터에서 서양톱풀

학명인 Achillea의 유래는 트로이 전쟁까지 거슬러 올라간다. 트로이 전쟁 때 부상한 병사들의 상처에 피를 멈추고 빠른 치료를

위해 전사 아킬레스가 사용하였던 허브이다. 시대를 거쳐, 서양톱풀은 외상약(상처 치료제)으로 군대를 따라 다니며 함께 하는 치료제가 되었다.

허브의 생명력을 얻는 하나의 방법으로 피부를 통한 흡수가 있는데 아킬레스의 병사들은 치료받는 도중에 서양톱풀의 이점을 받게 되었던 것이다.

혈액정화제. 혈액순환시 독소를 제거하고, 혈액 내 세균과 싸울 수 있는 힘을 갖도록 돕는다.

소화계. 소화기 계통의 여러가지 문제에 다방면의 치료제 역할을 한다. 위장과 장에서 염증 및 감염균과 싸우는 것을 돕는다. 소화관을 조율하는 쓴맛을 갖고 있으며 내부 경련을 진정시켜 준다.

발열성 감기. 높은 열을 가진 'killer' 감기에 대한 차이다. 신체의 열을 제거하고, 감염균과 싸우며, 점액을 줄이고 울혈을 풀어 준다.

감기를 몰아내라 ___

감기를 몰아내는 것에 관한 오래된 속담으로 '서양톱풀 차와 함께라면 항상 건강하다.'란 말이 있다. 이것은 빨리 독소를 몰아내버리고, 시원하게 하며, 울혈을 풀어 주나, 약간 현기증이 나게 한다. 차를 마신 뒤에는 물을 많이 마시도록 하라.

월경 기간. 월경 주기를 조절하는 데 사용되었고, 월경 기간 동안 과다 출혈을 줄이고 자궁의 울혈을 풀어주는 데 사용되었다.

우울증. 독소를 제거하고 간을 조율함으로써 우울함을 날려버린다. 옛날에는 '밀포일 차'로 알려졌으며, 오늘날에도 여전히 간의 결함을 치료하는 데 사용하고 있다.

정맥(정맥류, 치질). 항염증제이며, 부풀어 오른 정맥을 줄이고, 치료하는 소독제이다. 차를 마시고 차봉지는 버리지 마라. 정맥류에 따뜻한 습포제로 사용하고, 밴드로 그것을 고정시켜두면 효과가 빠르다. 치질에는 좌욕이 도움을 준다.

상처. 고대에는 '군인의 허브' 그리고 '군인의 상처 풀'로 불려졌다. 베인 상처, 화상, 궤양 그리고 염증화 된 피부 이상을 치료하는 데 유용하다. 손상된 조직을 회복시키는 규토를 가지고 있다. 차가운 서양톱풀 차로 상처를 세척하거나 서양톱풀 차에 적신 붕대를 상처에 감으면 된다.

세기에 걸친 사용. 고혈압을 줄이고, 염증 상태의 방광을 가라앉히며, 고통스러운 관절을 완화하는 데 사용되어 왔다. 노르웨이에서는 류머티즘을 치료하기 위해 신선한 서양톱풀을 먹었다. 스웨덴에서는 '야생의 홉'이라고 불려졌고, 홉보다 더욱 취하게 했기 때문에 맥주를 만드는 데 사용되었다.

특징 : 탈모 예방

두피 세정제로 사용해본 사람들은 서양톱풀이 대머리를 방지한다고 말한다. 두피를 상쾌하게 하고, 노폐물을 제거하고, 뇌피질부를 자극하기 위해 두피 린스제로 사용해보라. 검은 머리카락에 특히 좋다.

유용한 부위 : 식물 전체, 8월에 채집된 것, 만개한 것.

성분 : 비타민A, B복합체, C, E, 바이오플라보노이드, 콜린, 철, 이노시톨, 마그네슘, 인, 칼륨, 셀레늄, 규소, 나트륨, 휘발성유, 쿠마린, 락톤, 아미노산, 스테롤, 쓴맛, 플라보노이드, 타닌, 사포닌, 살리실산, 당, 사이아니딘

효능 : 수렴제, 외상약, 항염증제, 소독제, 소화강장제, 진경제, 발한제, 혈압강하제, 이뇨제

옐로우독(소리쟁이)   *Rumex crispus*

차가운 세정제 *Yellow Dock*

야생의 마디풀과 중의 하나이며, 길가 도랑과 건조한 지역에서 종종 발견된다. 뿌리에서부터 곧게 자라며 가장자리가 비틀린 긴 창 모양 잎을 갖고 있다. 꽃의 줄기는 뿌리에서부터 자라고, 작고, 엇갈린 잎, 그리고 위쪽 잎의 부착부에서 솟아 오른 작고, 섬세한 꽃을 피운다. 당근처럼 보이는 밝은 오렌지색의 뿌리에 많은 유익한 성분이 있다.

빈혈. 뿌리에는 적혈구를 생성하고 피로와 싸우는 철분을 함유하고 있다.

이완제, 세정제(빠른 작용). 대황과 유사한 이완제 효과가 있으나, 불편함이나 고통은 없다.

산성 균형. 산성도를 줄이고, 위와 장을 진정시킨다.

건선, 습진. 염증성 피부 이상과 혈액관련 피부 질병에 사용된다. 조직을 해독하고, 울혈을 풀어주고, 염증을 줄인다. 차가운 차로

만들어 사용한다.

림프액 울혈. 독소를 제거하고, 염증과 림프액 증강을 줄이고, 노폐물을 빨리 제거한다.

피부 가려움. 옐로우독 차 목욕은 피부의 가려운 증상을 제거한다.

근종. 자궁근종을 조절하는 데 사용되어 왔고, 과도한 출혈과 같은 월경불순을 완화하는 데 사용되었다.

세기에 걸친 사용. 세정력이 있어 내장 감염, 소화성 궤양, 관절염, 그리고 류머티즘에 이용된다.

주의 : 과다한 복용량에서 염증을 일으킬 수 있는 옥살산을 갖고 있다.

유용한 부위 : 뿌리

성분 : 철분의 훌륭한 근원, 비타민A, B복합체, 광물, 글리코시드, 타닌

효능 : 냉각제, 세정제, 이완제, 담즙흐름을 증가, 수렴제, 이뇨제, 간장장제

예르바마테(마테나무)　　　　　*Ilex paraguayensis*
강한 원기강장제 *Yerba Mate*

신성한 상록수과의 하나이다. 남아메리카의 관목으로 브라질, 아르헨티나 그리고 파라과이에서 발견되며, 종종 불모지에서 20피트까지 자란다. 톱니 모양의 가장자리를 가진 녹색의 큰 잎, 흰색 꽃 그리고 붉은색 과일을 맺는다. 파라과이 차로 알려져 있고, 아르헨

티나의 국가 음료로 여겨진다.

이름은 '우수하다'라는 yerba와 matti 즉, 전통적으로 차를 담기 위하여 사용되었던 '호리병박'에서 유래하였다. 원주민 인디언들의 마테 차와 함께하는 축제는 사교적이고 영혼의 의식이며, 손님들은 마테 차를 나누기 위해 초대받는 행사였다. 이때는 종종 구운 설탕과 레몬주스와 함께 향미를 곁들였고, 빨대(보통 은)를 통해 마셨다.

원기. 육체적, 정신적 원기강장제이다. 뇌에 생명력 있는 영양분을 제공하고, 기억력과 집중력을 향상시킨다. 운동 중에 유산 생성을 늦추고, 운동 신경 반응을 향상시킨다. 대사작용을 촉진하고, 신체가 탄수화물, 지방, 단백질, 그리고 비타민을 사용하는 것을 도우며, 콜레스테롤, 스테로이드, 그리고 지방산을 분해하는 판토텐산을 포함한다.

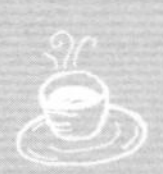

마테나무 의식 ___

원시적 방법으로 마테나무를 이용하라. 레몬주스와 함께 갈색 설탕을 살짝 녹이고, 그것을 팬에 눋게 한 다음, 마테 차에 첨가해라. 음!

피로. 균형 잡힌 영양분을 함유하여 피로를 회복시킨다.

신경계. 청신경을 위한 강장제와 영양제이다.

성적 원기. 부신피질 자극제이며 안드로겐 호르몬의 조절자이다. 성적 강장제라고 말하는 사람들도 있지만 상당한 영양적 효용성을 갖고 있기 때문에 놀랄 만한 일은 아니다. 남자에게 더욱 원기를 부여하는 것처럼 보이지만, 남녀 모두 다 해당된다.

척추. 척추와 신경을 위한 강장제.

<u>스트레스</u>. 스트레스에 저항력을 생성한다. 스트레스에 대항하는 비타민B와 C를 포함한다. 판토텐산(B5)은 부신을 자극하고, 호르몬 생성을 조절하며, 아드레날린과 코티손을 포함한다.

세기에 걸친 사용. 원기를 위해 사용되었으며, 영양의 지속적 근원이다. 종종, 긴 여행에서 원주민의 유일한 음식은 차를 위한 마테나무 잎뿐이었다.

유용한 부위 : 잎

성분 : 비타민A, B복합체, B1, B2, B3, B5, C, E, 비오틴, 콜린, 이노시톨, 칼슘, 염산, 철, 마그네슘, 망간, 인산, 칼륨, 규소, 나트륨, 황, 엽록소, 섬유소, 송진, 휘발성유, 타닌, 크산틴, 마테인, 쓴맛, 광물 확인

효능 : 자극제, 이뇨제, 완하제, 이완제, 수렴제, 하제, 해열제, 회춘제

예르바산타　　　　　　　*Eriodictyon glutinosum*

기관지 진통제 *Yerba Santa*

캘리포니아와 뉴멕시코가 원산지이며, 끈적한 송진으로 덮힌 매끄러운 줄기를 가진 상록수 관목이다. 잎은 가운데에 가죽색으로 된 깊은 틈을 가지고 있으며, 두껍고 매끄러우며 노란색 톤이다, 그리고 다발로 푸른색 꽃을 피운다.

‘신성한 허브’, 그리고 기관지, 후두, 폐에 대한 효과로 ‘폐결핵 환자의 약초’로 불렸다. 울혈과 가래를 깨끗이 하고, 타액을 생기게 한다.

세기에 걸친 사용. 아메리칸 인디언은 천식에 건조된 잎을 말아서 피웠다. 캘리포니아에서 거담제로 사용된다. 종종 천식을 위한 블렌드에서 발견된다.

유용한 부위 : 잎

성분 : 다섯 가지 페놀 복합체, 지방산의 글리세리드, 휘발성유, 송진, 포도당, 피토스테롤

효능 : 소화자극제, 강장제, 거담제, 방향제

과체중 95, 167, 248

관절 90, 128, 137, 151, 154, 194, 273

관절염 22, 47, 52, 76, 128, 141, 143, 151,
　　154, 170, 171, 194, 195, 204, 217, 218,
　　246, 267, 268, 270, 275

구토 104, 119, 137, 138, 199, 229

궤양 95, 102, 119

귀리 30, 62, 66, 75, 80, 82, 84, 89, 93, 97,
　　99~103, 218

귀 울혈 83

근육통 93, 137

금잔화 18, 19, 38, 51, 66, 74, 75, 78, 80,
　　82~93, 95, 100, 103, 131, 132

기관지 건강 79

기관지 경련 79, 169

기관지염 48, 79, 139, 178, 193, 206, 209,
　　216, 228, 235, 241, 244

기생충 95, 112, 113, 122, 143, 224, 260

기억력 22, 92, 124, 164, 174, 182, 186,
　　240, 276

기절 84

기침 81, 115, 139, 159, 162, 193, 200,
　　204, 206, 216, 217, 222, 231, 235

긴장 20, 31, 35, 56, 69, 70, 93, 94, 101,
　　120, 135, 137, 145, 146, 149, 155, 170,
　　187, 196~98, 201, 202, 205, 222, 223,
　　228, 233, 238, 240, 247, 250, 256, 264,
　　270

[ㄴ]

난소 95, 121, 133, 216

녹차 15~17, 43, 48, 56, 61, 62, 76,
　　78~80, 85, 86, 89, 97, 101, 103, 119,
　　183~85, 219

농가진 89, 181

농양 74, 157, 213

뇌졸중 100, 174

뇌하수체 95, 129, 134, 139, 177, 182

눈 50, 84, 103, 133, 138, 163~66, 177,
　　179, 180, 191, 192

눈의 피로 32, 64, 70, 118

늑막염 194

[ㄷ]

다미아나 76, 89~91, 93, 94, 101, 149

다발성경화증 93, 218

단순포진 88, 133, 194, 195

담석 86, 153

당귀 26, 48, 51, 76~80, 83, 87~93, 96,
　　97, 100, 103, 104, 114, 117, 153, 155

당뇨병 119, 153, 155, 181, 209

대머리 77, 273

대상포진 98, 232, 245

대장균 64, 69, 83, 141, 146~148

대장염 30, 47, 78, 81, 111, 181, 187, 201,
　　208, 231, 232, 253

독감 19, 45, 52, 53, 56, 70, 85, 139, 142,
　　157, 159, 184, 201, 225, 260

두뇌 78, 124, 130, 182, 270

두통 29, 70, 87, 93, 96, 122, 124, 137,

[ㅇ]

[ㅈ]

[ㅊ]

차의 20,000가지 비밀

자연 치료제, 허브로 건강하게 사는 법

첫판 1쇄 펴낸날 2006년 11월 1일

지은이 빅토리아 자크
옮긴이 안원근 · 김희숙
펴낸이 강수걸
펴낸곳 산지니
등록 2005년 2월 7일 제14-49호
주소 부산광역시 연제구 거제1동 1493-2 효정빌딩 601호
전화 051-504-7070 | **팩스** 051-507-7543
sanzini@sanzinibook.com
www.sanzinibook.com
편집 김은경 · 권경옥 | **제작·디자인** 권문경
인쇄 대정인쇄

ISBN 978-89-92235-08-2 03510
값 13,000원